U0288047

中国结核病防治
综合质量控制核查手册

中国疾病预防控制中心结核病预防控制中心　组织编写

李晓北　赵雁林　主　审

李燕明　徐彩红　主　编

人民卫生出版社
·北　京·

图书在版编目（CIP）数据

中国结核病防治综合质量控制核查手册 / 李燕明，徐彩红主编 . —北京：人民卫生出版社，2022.4

ISBN 978-7-117-32923-1

Ⅰ.①中… Ⅱ.①李…②徐… Ⅲ.①结核病 —预防（卫生）—卫生工作 —质量控制 —中国 —手册 Ⅳ.①R520.1-62

中国版本图书馆 CIP 数据核字（2022）第 042238 号

| 人卫智网 | www.ipmph.com | 医学教育、学术、考试、健康，购书智慧智能综合服务平台 |
| 人卫官网 | www.pmph.com | 人卫官方资讯发布平台 |

中国结核病防治综合质量控制核查手册

Zhongguo Jiehebing Fangzhi Zonghe Zhiliang Kongzhi Hecha Shouce

---

主　　编：李燕明　徐彩红
出版发行：人民卫生出版社（中继线 010-59780011）
地　　址：北京市朝阳区潘家园南里 19 号
邮　　编：100021
E - mail：pmph @ pmph.com
购书热线：010-59787592　010-59787584　010-65264830
印　　刷：北京盛通印刷股份有限公司
经　　销：新华书店
开　　本：710×1000　1/16　印张：5
字　　数：72 千字
版　　次：2022 年 4 月第 1 版
印　　次：2022 年 5 月第 1 次印刷
标准书号：ISBN 978-7-117-32923-1
定　　价：39.00 元

打击盗版举报电话：**010-59787491**　E-mail：**WQ @ pmph.com**
质量问题联系电话：**010-59787234**　E-mail：**zhiliang @ pmph.com**

《中国结核病防治综合质量控制核查手册》
编写委员会

主　审　李晓北　赵雁林

主　编　李燕明　徐彩红

副主编　崔晓敬　居　阳　周　林　李仁忠

编　者（以姓氏笔画为序）

于艳玲	于晓英	马　玓	马永成	马丽萍	马斌忠	马樱子
王　飞	王　庆	王　前	王　倪	王　健	王　静	王　嘉
王　璞	王凤靖	王巧智	王丙权	王仕昌	王远航	王希江
王贵强	王胜芬	王晓林	王晓萌	王新旗	王黎霞	方　群
方向群	尹　梅	邓云峰	邓国防	卢水华	叶　枫	叶贤伟
申阿东	白丽琼	邝浩斌	司红艳	成　君	成诗明	同重湘
朱　柏	朱　敏	朱国英	朱国峰	任　易	任寿安	任敬娟
刘　洁	刘　桑	刘　磊	刘二勇	刘小秋	刘年强	刘宇红
刘晓菊	刘晓清	刘健雄	刘海鹰	刘辉国	闫兴录	安纪红
许　琳	阮云洲	孙　峰	孙定勇	孙彦波	苏　伟	苏晓丽
杜　昕	杜　建	李　亮	李　涛	李　雪	李　琦	李仁忠
李月华	李玉红	李发滨	李华茵	李进岚	李国保	李栋梁
李晓北	李敬彬	李惠民	李燕明	杨　汀	杨成章	杨坤云
杨枢敏	杨国儒	杨修军	杨高怡	肖和平	吴　浩	吴　琦
吴成果	吴晓光	吴晓虹	吴海洪	吴雪琼	何志义	何金戈
何爱伟	佟训靓	余卫业	谷　丽	沙　巍	沈　鑫	沈伟锋

宋玉果　宋媛媛　初乃惠　迟春花　张　方　张　玉　张　帆
张　伟　张　侠　张　玲　张　钰　张　捷　张　慧　张天华
张云辉　张文宏　张立群　张会民　张志国　张志健　张灿有
张宗德　张修磊　张晓萌　张晓菊　张梦娴　陆　伟　陆锦琪
陈　卉　陈　伟　陈　闯　陈　宏　陈　亮　陈　娟　陈　彬
陈　静　陈丽萍　陈明亭　陈海峰　陈馨仪　范月玲　范文双
范洪伟　林明贵　林健雄　林淑芳　郁勤龙　欧喜超　罗兴雄
竺丽梅　金　锋　周　杨　周　林　周　琳　周丽平　周宝桐
郑　杨　郑建刚　宗兆婧　房宏霞　居　阳　屈　燕　孟庆琳
赵　冰　赵东阳　赵红心　赵雁林　胡代玉　胡冬梅　柳正卫
钟　球　段鸿飞　侯双翼　姜广路　姚　欣　姚　嵩　贺建清
贺晓新　袁燕莉　夏　岚　夏　辉　夏书月　夏憪憪　顾　瑾
倪　妮　徐凯进　徐彩红　高　谦　高　磊　高志东　高雨龙
高孟秋　高微微　高静韬　郭英华　唐　益　黄　飞　黄海荣
黄朝林　曹　彬　崔晓敬　梁大斌　梁建琴　屠德华　彭　颖
葛　锐　董　亮　蒋轶文　程齐俭　鲁辛辛　谢宝松　虞　浩
路希维　谭卫国　谭云洪　谭耀驹　潘军航　潘稚芬　操乐杰

无论是面向个体患者的临床诊疗服务,还是以群体为干预对象的公共卫生服务,均应注重服务质量。狭义来讲,医疗质量是指医疗照护的安全性、有效性和及时性;广义来讲,医疗质量还包括患者的满意度、医疗工作效率、医疗技术经济效果,以及医疗的连续性和系统性等。医疗质量控制,目的是为患者带来最佳治疗结局,并使利益最大化、风险最小化,高效合理地利用资源,达到较高的患者满意度和健康状况,从而最终实现最佳卫生保健效果。

2016 年,国家卫生计生委颁布了新的《医疗质量管理办法》,其中特别强调应当加强单病种质量管理与控制工作,建立单病种管理的指标体系,制定单病种医疗质量参考标准,促进医疗质量精细化管理。通过关注结构、过程和结果指标,推进医疗质量控制工作深入到医疗行为的全过程,针对问题推进质量的持续改进。2017 年国务院发布的《全国结核病防治规划(2011—2015 年)》也指出应加强结核病的医疗质量控制,要求各地区完善结核病医疗质量管理工作机制,根据本地实际制定结核病医疗质量管理相关制度、规范和具体实施方案,将结核病诊疗纳入医疗质量控制工作体系,并将评估结果作为对医院评价的重要依据,也可作为卫生监督机构实行业务督导、执法考核的参考依据。

基于以上理念和政策性文件,中国疾病预防控制中心结核病预防控制中心组织开展了一系列构建结核病防治综合质量控制体系、促进全国结核病防治服务质量持续提升的活动,包括组建专家指导委员会、编写《中国结核病防治工作技术指南》(以下简称《指南》)、出版《中国结核病防治工作技术考核手册》(以下简称《考核手册》)、开展系列标准化培训等。《指南》确定了结核病防治的标准化操作流程,是质量控制的标准;《考核手册》凝练了核心的结核病质量控制考核指标,是衡量质量的标尺。本书简明清晰地梳理了结核病防治工作的核心关键环节,希望通过对过程的现场考核提升结核病防治质量。本书经历多次讨论、征求意见、现场调查和试点,形成了现有的针对四大类机构的核查清单,力求做到让质控工作的参与者、使用者一看就懂、上手可用、边查边记,成为一项实用工具。当然,由于各地结核病防治业务工作的实际情况不同,部分内容可能无法适合所有地区的工作现状,各地在使用过程中可根据本地需求适当调整。随着结核病防治新工具、新服务模式的发展,本书也需要在实际工作中不断丰富完善,在此也恳请各位使用者、专家提出宝贵意见,以供再版时修订。

编　者

2022 年 4 月

目　录

一、 核查目的

为进一步推进结核病综合防治服务体系建设,动态了解各级疾病预防控制机构、定点医疗机构、综合医疗机构以及基层医疗卫生机构的结核病防治现状,精准定位各级各类结核病防治机构在结核病防治全链条中的问题和短板,针对性地提高其结核病预防、诊断、治疗和管理水平,全面提升结核病防、诊、治、管、教工作质量,特制定结核病防治综合质量控制核查清单,供各级各类结核病防治机构开展结核病防治质量考核和评价参考使用,以持续改进,提高工作质量和服务水平。

二、 核查对象

核查对象为各级开展结核病防治工作的疾病预防控制机构、结核病定点医疗机构、综合医疗机构和基层医疗卫生机构。重点核查机构内从事结核病诊疗工作的医学影像科、微生物/结核病实验室、门诊和病房等;从事结核病信息报告和登记工作的疾病控制部门、信息部门、病案室等;从事医院感染控制工作的感控部门以及从事结核病预防相关工作的公共卫生部门、学校疫情监测和处置部门等。

三、 核查频度

根据《中国结核病预防控制工作技术规范(2020年版)》的要求,国家级每年至少组织1次现场核查;省级每年对所辖地(市)至少核查1次;

地(市)级每年对所辖县(区)至少核查 2 次;县(区)级对所辖乡镇每年至少核查 4 次。必要时适当增加频度。

四、 核查例数

本核查清单中列出 10 例核查样表,各地在实际使用中可根据核查目的、核查内容以及当地的基本情况适当增加核查例数,如果患者不足 10 例,则应该全部核查。

五、 核查依据

本核查清单内容主要参照《中华人民共和国传染病防治法》《结核病防治管理办法》、"遏制结核病行动计划(2019—2022)""结核病门诊诊疗规范和临床路径"、《中国结核病预防控制工作技术规范(2020 年版)》《中国结核病防治工作技术考核手册》《耐多药肺结核防治管理工作方案》等有关法律、法规和技术文件中针对各级结核病防治机构工作任务的要求制定。

六、 核查内容与方法

本核查清单按照不同结核病防治机构,即定点医疗机构、疾病预防控制机构、综合医疗机构和基层医疗卫生机构,分别制定核查内容和评价要点,核查内容突出机构核查特点,并能够反映结核病工作质量。各省份可按照实际机构设置情况进行适当修订,如:疾病预防控制机构承担结核病诊疗、独立所或者院所合一等情况,可以将部分核查清单内容进行整合;各省份应结合本地出台的一些政策和技术规范要求,适当增加符合本地实际的核查清单内容。

(一) 定点医疗机构核查清单

结核病定点医疗机构在结核病防治工作中主要负责肺结核的诊断治

疗,落实肺结核患者治疗期间的随访检查;肺结核患者报告、登记和相关信息的录入工作;对传染性肺结核患者的密切接触者进行检查;对患者及其家属进行健康教育。具体核查内容、方法和评价指标如下。

1. 医院基本情况

（1）核查方法

通过访谈和查看医疗机构有关的备案资料,了解医疗机构级别、类型、实验室检测能力和信息系统开通情况。

（2）核查表格（表 6-1-1）

表 6-1-1　医疗机构基本情况

机构名称	机构编码	机构级别	机构类型	结核病床	实验室检测能力					信息系统			
					痰涂片检查	痰培养检查（固培/液培）	药敏检测	分子生物学检查		门诊	住院	检验	放射
								分枝杆菌核酸检测	耐药基因检测				

填表说明:

1）机构编码:传染病网络直报的 9 位编码。

2）机构级别:①省级;②地(市)级;③县(区)级。填写相应编码。

3）机构类型:①综合医院;②结核病/传染病专科医院;③中医院;④乡镇卫生院/社区卫生服务中心;⑤其他,填写具体类别。填写相应编码。

4）结核病床:填写具体数量。

5）实验室检测能力、信息系统:填写"是"或"否"。

2. 登记报告

指标 DH-1:肺结核患者和疑似肺结核患者报告和转诊相关指标

（1）核查方法

现场核查前,从"中国疾病预防控制信息系统——监测报告管理——病人管理"模块导出传染病报告数据,具体为在"患者追踪收治"模块查询导出被核查机构本年 1 月 1 日至此次核查时的上一月份报告的所有确诊和疑似肺结核患者的传染病报告卡,包含姓名等信息、诊断信息、追踪信息、备注信息等,包括已审核、未审核、已删除和已排除等所有卡片。

通过查阅"住院病案首页"和"门诊工作日志"选择 10 例调查期间

被调查机构诊断的结核病患者。为保证信息的完整性,优先从"住院病案首页"中选取,不足的从"门诊工作日志"补充,选择患者应覆盖不同类的结核病患者(肺结核、疑似肺结核、结核性胸膜炎和耐药结核病)。将选择的10例患者基本信息抄录到表6-1-2,并根据患者的基本信息,在提前导出的报告卡信息文件中,找到该患者的报告卡信息以及相应的转诊信息,完成表6-1-2。

(2)核查表格

表6-1-2　肺结核患者和疑似肺结核患者报告、转诊情况

序号	诊断日期	诊断科室	资料来源	姓名	性别	年龄	现住址	原始诊断	报告卡编号	职业	单位	录入日期	转诊单开具日期
	(1)	(2)	(3)	(4)	(5)	(6)	(7)	(8)	(9)	(10)	(11)	(12)	(13)
1													
2													
3													
4													
5													
6													
7													
8													
9													
10													

填表说明:

(1)~(8)列为该机构门诊、住院部、影像科和实验室等科室的诊疗记录,从"住院病案首页"和"门诊工作日志"或其他病案资料中抄取。

(9)~(12)列为传染病报告卡的报告信息,从提前导出传染病报告卡文件中抄取。未与导出文件关联上的需要现场核实报告卡信息,并填写完整,未报告要在空白处注明未报告原因。

(13)列为转诊信息,现场与该医疗机构开具的患者转诊单记录进行匹配核查,并填写转诊单开具日期,未转诊注明原因。

(3)评价指标

指标 DH-1-1:肺结核和疑似肺结核患者报告率

指标 DH-1-2：肺结核和疑似肺结核患者报告及时率

指标 DH-1-3：肺结核和疑似肺结核患者转诊率

1）指标定义

● 肺结核和疑似肺结核患者报告率：是指进行网络报告的肺结核和疑似肺结核患者数占实查应报告患者数的比例。

● 肺结核和疑似肺结核患者报告及时率：是指报告及时（24 小时内）患者数占实查网络报告患者数的比例。

● 肺结核和疑似肺结核患者转诊率：是指开具转诊单的患者数占实查网络报告的患者数的比例。

2）指标值

● 肺结核和疑似肺结核患者报告率应为 100%。

● 肺结核和疑似肺结核患者报告及时率应为 100%。

● 肺结核和疑似肺结核患者转诊率应为 100%。

3）计算公式

● 肺结核和疑似肺结核患者报告率 = 进行网络报告的肺结核和疑似肺结核患者数 / 实查应报告患者数 ×100%

● 肺结核和疑似肺结核患者报告及时率 = 报告及时（24 小时内）患者数 / 实查网络报告患者数 ×100%

● 肺结核和疑似肺结核患者转诊率 = 开具转诊单的患者数 / 实查网络报告的患者数 ×100%

指标 DH-2：转诊到位被排除患者诊断符合率

（1）核查方法

现场核查前，对被核查机构和被核查地区核查期间的传染病报告和追踪情况进行整理，具体为从中国疾病预防控制信息系统——监测报告管理——病人管理模块"患者追踪收治"模块查询导出现住地为核查县（区）的本年 1 月 1 日至此次核查时的上一月份报告的所有确诊和疑似肺结核患者的传染病报告卡（包含姓名等信息、诊断信息、追踪信息、备注信息等，包括已审核、未审核、已删除和已排除等所有卡片），从中获得表 6-1-3 信息：

表 6-1-3　肺结核患者转诊到位基本情况

现住址为本县(区)的患者数	未到位患者数	到位已建病案	到位排除	其他

从所有到位排除的患者中随机抽取 10 条记录(不足 10 条的抽取全部)整理为表 6-1-4,到定点机构结核病门诊核对到位情况,与初诊记录进行核对。根据核对情况修订或完善追踪到位结果,并计算相关核查指标。

(2)核查表格

表 6-1-4　报告肺结核患者和疑似肺结核患者到位排除情况

卡片ID	报告卡编号	姓名	有效证件号	性别	年龄/岁	报告单位名称	联系电话	现详细住址	订正前疾病名称	录入日期	排除日期	追踪备注

(3)评价指标

1)指标定义:转诊到位被排除患者符合率是系统中登记为转诊到位患者中被排除结核病的患者,确有到位就诊记录和排除诊断者的比例。

2)指标值:转诊到位被排除患者符合率应为 100%。

3)计算公式:

系统转诊到位被排除患者诊断符合率 = 现场核实转诊到位的肺结核或疑似患者中被排除结核病的患者数 / 系统中填报的到位排除的肺结核

或疑似患者被排除结核病的患者数 ×100%

3. 登记管理情况

指标DH-3：肺结核患者登记管理率

(1)核查方法

了解初诊登记本的使用情况。现场核查前,从系统"普通病案管理"模块查询并导出调查定点机构本年1月1日至此次核查时的上一月份登记的普通结核病患者病案信息(包含姓名等信息,不含HIV信息),将其整理为表6-1-5,现场与初诊登记本核对,并记录未建立病案的患者信息。

(2)核查表格

表6-1-5 结核病患者登记管理情况

序号	登记号	患者姓名	性别	年龄/岁	现地址国标	患者诊断分型	诊断结果	登记日期	登记分类	治疗分类	录入日期	未登记原因
1												
2												
3												
4												
5												
6												
7												
8												
9												
10												

(3)评价指标

1)指标定义:肺结核患者登记管理率是指系统中登记的患者数占实查在定点医疗机构诊断的肺结核患者数的比例。

2)指标值:肺结核患者登记管理率要求大于90%。

3)计算公式:肺结核患者登记管理率 = 系统中登记的患者数 / 实查定点医疗机构诊断的肺结核患者数 ×100%

4. 结核病诊断

指标 DH-4：肺结核患者接受结核病病原学相关检查率

（1）核查方法

现场从医院结核科门诊或者病房的医院信息系统（hospital information system，HIS）中，导出最近 10 例确诊肺结核患者病案资料，核查结核病患者开展痰涂片、痰培养、核酸检测的情况。没有开通 HIS 系统的单位，查阅纸质病案或者中国疾病预防控制信息系统。

（2）核查表格（表 6-1-6）

表 6-1-6　疑似肺结核患者开展结核病病原学检查情况

序号	患者住院号（门诊号）	姓名	涂片检查	培养	菌种鉴定	结核分枝杆菌核酸检查	病原学检查
1							
2							
3							
4							
5							
6							
7							
8							
9							
10							

填表说明：

1）涂片检查、培养、菌种鉴定、结核分枝杆菌核酸检查在相应栏目填"是"或"否"。

2）做涂片检查、结核分枝杆菌培养、结核分枝杆菌核酸检查所用标本，可以是"痰""气道灌洗液""肺组织"等。

3）完成涂片检查、结核分枝杆菌培养、结核分枝杆菌核酸检查任一项检查在病原学检查栏填"是"，未做填"否"。

（3）评价指标

1）指标定义：肺结核患者接受结核病病原学相关检查，包括涂片、培养、分子核酸检查的比例。

2)指标值:肺结核患者接受结核病病原学相关检查率应大于95%。

3)计算公式:肺结核患者接受结核病病原学相关检查率 = 有结核病原学相关检查患者数 / 抽查患者数 ×100%

注:该指标核查还可分别计算出涂片检查率(%)、结核分枝杆菌培养率(%)、结核分枝杆菌核酸检查率(%)。

指标 DH-5:病原学阳性患者利福平耐药筛查率

(1)核查方法

现场从医院结核科门诊或者病房 HIS 系统导出最近诊断 10 例病原学阳性肺结核患者的资料,查看患者耐药筛查信息,没有开通 HIS 系统的单位,查阅纸质病案。并将病案信息与中国疾病预防控制信息系统核对。

(2)核查表格(表 6-1-7)

表 6-1-7 病原学阳性患者利福平耐药筛查情况表

序号	患者登记号	姓名	性别	年龄/岁	病原学阳性结果报告日期	培养时间	培养结果	利福平耐药检测日期	系统信息录入
1									
2									
3									
4									
5									
6									
7									
8									
9									
10									

填表说明:

1)培养时间如未开展则填写"无",开展则填写 ××××年××月××日。

2)培养结果:未培养则填写"无",培养则填写"阳性""阴性"。

3)利福平耐药检测日期:如未开展耐药筛查工作,则填写"无",开展则填写 ××××年××月××日。

4)系统信息录入:若未开展耐药筛查工作或已开展耐药筛查工作但是未录入系统,均填写"无";若已开展耐药筛查且录入系统,则填写"是"。

（3）评价指标

指标 DH-5-1：病原学阳性肺结核患者利福平耐药筛查率

指标 DH-5-2：耐药可疑者信息录入率

1）指标定义

● 病原学阳性肺结核患者利福平耐药筛查率是指开展利福平耐药筛查患者数占抽查患者数的比例。

● 耐药可疑者信息录入率是指系统录入耐药可疑者信息数占开展利福平耐药筛查患者数的比例。

2）指标值

● 病原学阳性肺结核患者利福平耐药筛查率应大于 90%。

● 耐药可疑者信息录入率应为 100%。

3）计算公式

● 病原学阳性肺结核患者利福平耐药筛查率 = 开展利福平耐药筛查患者数 / 抽查患者数 ×100%

● 耐药可疑者信息录入率 = 系统录入耐药可疑者信息数 / 开展利福平耐药筛查患者数 ×100%

指标 DH-6：新登记结核病患者接受艾滋病病毒抗体检测的比例

（1）核查方法

在 TB/HIV 防治重点县，现场通过医院 HIS 系统查看最近诊断 10 例结核病患者病案，核查其艾滋病病毒抗体检查情况，没有开通 HIS 系统的单位，查阅纸质病案。

（2）核查表格（表 6-1-8）

表 6-1-8　新登记结核病患者接受艾滋病病毒抗体检测情况

序号	新登记结核病患者号	是否接受艾滋病病毒抗体检测	未检测原因
1			
2			
3			
4			
5			

续表

序号	新登记结核病患者号	是否接受艾滋病病毒抗体检测	未检测原因
6			
7			
8			
9			
10			

填表说明：

1) 本指标仅限 TB/HIV 防治重点县，具体名单参见 TB/HIV 双重感染防治文件。

2) 接受艾滋病病毒抗体检测患者在相应栏目填"是"，未检测患者填"否"。

（3）评价指标

1）指标定义：TB/HIV 防治重点县新诊断肺结核患者接受艾滋病病毒抗体筛查比例。

2）指标值：新登记结核病患者接受艾滋病病毒抗体检测的比例应大于 85%。

3）计算公式：新登记结核病患者接受艾滋病病毒抗体检测的比例 = 接受艾滋病病毒抗体检测人数 / 抽查新登记结核病患者数 ×100%

5. 结核病治疗

指标 DH-7：利福平敏感 / 未知的肺结核患者接受标准方案治疗率

（1）核查方法

现场从医院 HIS 系统查看最近诊断 10 例利福平敏感 / 未知的肺结核患者病案资料，核对患者治疗信息。没有开通 HIS 系统的单位，查阅纸质病案。

（2）核查表格（表 6-1-9）

表 6-1-9 利福平敏感 / 未知肺结核患者标准抗结核治疗方案使用率现场核查表

序号	患者编号	姓名	体重/kg	强化期抗结核药品及剂量							是否使用标准抗结核治疗方案
				H/mg	R/mg	Z/mg	E/mg	其他 1/mg	其他 2/mg	其他 3/mg	
1											
2											

续表

序号	患者编号	姓名	体重/kg	强化期抗结核药品及剂量							是否使用标准抗结核治疗方案
				H/mg	R/mg	Z/mg	E/mg	其他1/mg	其他2/mg	其他3/mg	
3											
4											
5											
6											
7											
8											
9											
10											

填表说明:

1)如患者使用的药品为固定剂量复合制剂,计算各种药品含量填入相应栏目。

2)标准抗结核治疗方案:指在 2 个月抗结核治疗强化期,患者接受 HRZE 四药方案,每个药品按患者公斤体重足量用药。

3)抗结核治疗满足足量 HRZE 联合方案患者,在"使用标准抗结核治疗方案"栏目填"是",任一项不符合填"否"。

(3)评价指标

1)指标定义:登记治疗的利福平敏感 / 未知的肺结核患者接受标准方案治疗的比例。

2)指标值:利福平敏感 / 未知的肺结核患者接受标准方案治疗率应达到 80%。

3)计算公式:利福平敏感 / 未知的肺结核患者接受标准方案治疗率 = 接受标准方案治疗人数 / 抽查患者数 ×100%

指标 DH-8 :门诊抗结核治疗患者病原学随访检查率

(1)核查方法

现场通过中国疾病预防控制信息系统,选择已完成疗程患者 10 名,核查其病案。

(2)核查表格(表 6-1-10)

表 6-1-10 门诊治疗肺结核患者病原学随访检查率现场调查表

序号	患者登记号	姓名	随访时间				是否规范随访检查
			2(3)个月末	5(11)个月末	6(12)个月末	7(13)个月末	
1							
2							
3							
4							
5							
6							
7							
8							
9							
10							

填表说明：

1)核酸检查不能作为疗效判定指标,故将结核分枝杆菌涂片显微镜检查、结核分枝杆菌分离培养做为肺结核常规随访检查评估内容。

2)肺结核不同类别治疗疗程不同,随访时间不一样。肺组织结核病疗程6个月(2个月末痰菌不阴转,强化期延长1个月,疗程7个月),随访时间为治疗后2(3)个月、5个月、6个月(7个月);气管支气管结核和结核性胸膜炎疗程12个月(2个月末痰菌不阴转,强化期延长1个月,疗程13个月),随访时间为治疗后2(3)个月、11个月、12个月(13个月)。按时随访的患者在相应随访时间栏目填"是",未按时随访患者填"否"。

3)按要求完成全部随访在"规范随访检查"栏目填"是",缺任一次填"否"。

(3)评价指标

1)指标定义:定点医疗机构门诊接受抗结核治疗患者病原学随访检查的比例。

2)指标值:门诊接受抗结核治疗患者病原学随访检查率应大于95%。

3)计算公式:门诊抗结核治疗患者病原学随访检查率 = 规范随访检查患者人数 / 抽查患者数 ×100%

指标 DH-9 :肺结核患者治疗转归判断正确率

(1)核查方法

从中国疾病预防控制信息系统中抽取最近 10 例停止治疗患者信息,现场核查患者病案。

（2）核查表格（表 6-1-11）

表 6-1-11　肺结核患者治疗转归现场核查表

序号	患者登记号	姓名	开始治疗时间	停止治疗时间	系统治疗转归	病案治疗转归	系统与手工病案中患者治疗转归的一致性	转归判断是否准确
1								
2								
3								
4								
5								
6								
7								
8								
9								
10								

填表说明：

1）系统与手工病案中患者治疗转归一致性填写"是"或"否"。

2）系统治疗转归符合《中国结核病预防控制工作技术规范（2020 年版）》标准患者在"转归判断是否准确"栏目填"是"，不符合患者填"否"。

（3）评价指标

1）指标定义：定点医疗机构登记治疗的肺结核患者治疗转归判断正确患者的比例。

2）指标值：登记治疗肺结核患者治疗转归判断正确患者的比例应大于 95%。

3）计算公式：肺结核患者治疗转归判断正确率 = 正确判断治疗转归患者人数 / 抽查患者数 ×100%

指标 DH-10：利福平耐药肺结核患者接受治疗率

（1）核查方法

在"耐药筛查登记本"或中国疾病预防控制信息系统选择不同时间

段的 10 例确诊利福平耐药肺结核患者,核对病案确认患者是否开始治疗,如未治疗则填写未纳入治疗原因。

(2)核查表格(表 6-1-12)

表 6-1-12　利福平耐药肺结核患者接受治疗率现场核查表

序号	耐药患者登记号	姓名	性别	年龄/岁	诊断耐药日期	开始治疗日期	未纳入治疗原因	方案
1								
2								
3								
4								
5								
6								
7								
8								
9								
10								

填表说明:

　　数据来源于定点医疗机构患者病案或地(市)级疾病预防控制机构"利福平耐药肺结核患者追踪管理登记本"。

(3)评价指标

1)指标定义:利福平耐药肺结核病患者接受治疗率。

2)指标值:利福平耐药肺结核患者接受治疗率应大于60%。

3)计算公式:利福平耐药肺结核病患者接受治疗率 = 接受利福平耐药治疗的患者数 / 抽查患者数 ×100%

指标 DH-11:利福平耐药肺结核患者初始治疗方案规范率

(1)核查方法

查阅最近 10 例治疗的利福平耐药肺结核住院患者病案,查看开始治疗时的化疗方案是否规范。

(2)核查表格(表 6-1-13)

表 6-1-13 利福平耐药肺结核患者初始治疗方案评估表

序号	耐药患者登记号	姓名	性别	年龄/岁	氟喹诺酮类药物耐药	开始治疗日期	开始治疗方案	是否规范
1								
2								
3								
4								
5								
6								
7								
8								
9								
10								

填表说明:

1)氟喹诺酮类药物耐药:填写"是"或"否"或"未知"。

2)是否规范:填写"是"或"否"。利福平耐药肺结核患者初始方案规范:按照《中国结核病预防控制工作技术规范(2020年版)》利福平耐药结核病化疗方案制定原则,至少由4种有效抗结核药物组成的治疗方案,方案包括所有A组药物和至少一种B组药物;当A组药物只能选用1~2种时,则选择所有B组药物;当A组和B组药物不能组成方案时可以添加C组药物。

3)患者若有合并症、并发症,如药物过敏反应、肝功能异常等,填写在"是否规范"一栏。

(3)评价指标

1)指标定义:利福平耐药肺结核患者初始治疗方案规范率是指初始治疗方案规范的利福平耐药肺结核患者数占抽查患者数的比例。

2)指标值:利福平耐药肺结核患者初始治疗方案规范率应大于90%。

3)计算公式:利福平耐药肺结核患者初始治疗方案规范率 = 初始治疗方案规范的利福平耐药肺结核患者数 / 抽查患者数 ×100%

6. 患者管理

指标 DH-12:利福平耐药肺结核患者出院转诊率

(1)核查方法

在地(市)级定点医院查阅最近10例已经出院的利福平耐药肺结核患者,抄录病案相关信息。核对地(市)级疾病预防控制机构《利福平耐药肺结核患者追踪管理登记本》中是否记录相应转诊信息。

（2）核查表格（表6-1-14）

表6-1-14　利福平耐药肺结核患者出院转诊评估表

序号	耐药患者登记号	姓名	性别	年龄/岁	出院日期	出院患者转诊信息是否传递给地（市）疾控机构	住院天数/天
1							
2							
3							
4							
5							
6							
7							
8							
9							
10							

填表说明：

1）患者登记号、性别、年龄和出院日期数据来源于患者病案。

2）地（市）疾控机构是否收到出院后转诊信息需要查阅地（市）级疾控机构"利福平耐药肺结核患者追踪管理登记本"。

3）出院患者转诊信息是否传递给地（市）疾控机构：填写"是"或"否"。

（3）评价指标

1）指标定义：利福平耐药肺结核患者出院转诊率是指出院时医院向疾病预防控制机构转诊的利福平耐药肺结核患者数占抽查患者数的比例。

2）指标值：利福平耐药肺结核患者出院转诊率要求大于95%。

3）计算公式：利福平耐药肺结核患者出院转诊率 = 出院时医院向疾病预防控制机构转诊的利福平耐药肺结核患者数 / 抽查患者数 ×100%

7. 感染控制

指标 DH-13：医疗卫生机构结核感染控制组织管理开展率

（1）核查方法

通过查阅医疗机构的规章制度、计划和记录等相关资料，对医疗机构管理者及感染控制科、公共卫生科等相关科室中负责感染控制的人员进行访谈后填写。

(2)核查表格(表6-1-15)

表6-1-15 医疗卫生机构结核感染控制组织管理评价表

医疗卫生机构名称:

序号	评价内容	评价结果
1	是否成立感染控制机构	
2	感染控制工作人员数量是否能够满足日常工作需要	
3	是否将结核感染控制工作纳入本单位考核指标	
4	是否落实了结核感染控制相关工作的专项经费	
5	是否开展结核感染控制岗前培训	
6	是否开展结核感染控制定期在职培训	
7	是否开展医用防护口罩适合性检测	
8	医务人员是否进行含结核感染或患病在内的健康体检	
9	过去一年里是否有工作人员患结核病	
10	医院新风系统等机械通风装置、紫外线灯等空气消毒设备是否开展定期维护和检测	
建议		

填表说明:

1)本表主要针对医疗卫生机构结核感染控制的组织管理情况进行监控与评价。

2)各级医疗卫生机构可以根据自身情况对评价表中的相关项目进行增补或删减。

3)根据《医院感染管理规范(试行)》(卫医发〔2000〕431号)的要求,医院感染管理专职人员的配备,1 000张床位以上的大型医院不得少于5人,500张床位以上的医院不得少于3人,300~500张床位的医院不得少于2人,300张床位以下的医院不得少于1人。基层医疗卫生机构必须指定专人兼职负责医院感染管理工作。

(3)评价指标

1)指标定义:医疗卫生机构结核感染控制组织管理开展率是指开展组织管理相关工作项数占应开展项数的比例。

2)指标值:医疗卫生机构结核感染控制组织管理开展率要求达到100%。

3)计算公式:医疗卫生机构结核感染控制组织管理开展率(%)= 评价结果为"是"的项数 /9×100%

注:计算该项指标时,第9题不纳入分子和分母的计算。

指标 DH-14：门诊区域结核感染控制措施落实率

（1）核查方法

提前准备卷尺、风速计、烟管、紫外辐射照度计等设备，通过现场观察、测量和访谈后填写。

（2）核查表格（表 6-1-16）

表 6-1-16　门诊区域结核感染控制现场评价表

医疗卫生机构名称：

序号	评价内容	评价结果
1	是否进行预检分诊	
2	门诊区域是否有清楚的指示牌或引导标识	
3	到结核病门诊就诊者，是否有单独的候诊区	
4	就诊者是否接受了咳嗽礼仪和呼吸道卫生的健康教育	
5	就诊者是否佩戴医用外科口罩	
6	是否在远离工作区的指定区域收集痰样本	
7	是否有结核感染控制的宣传资料	
8	结核病诊室内的通风量是否达到 12ACH	
9	紫外线灯的辐射照度是否达到 70μW/cm²（随机抽查 1 根）	
10	医务人员是否佩戴医用防护口罩	
11	门诊诊室布局是否合理	
12	是否有符合感染控制要求的留痰室或指定区域	
建议		

填表说明：

1）本表主要针对门诊区域结核感染控制的执行情况进行监控与评价。

2）各级医疗机构可以根据自身情况对评价表中的相关项目进行增补或删减。

3）问题 1~3、6~7 和 10~12 通过现场观察后填写，问题 4~5 通过访谈就诊患者后填写，问题 8~9 通过现场测量后填写。

4）每小时换气次数（ACH）测量计算方法：使用烟雾发生器判断门口、窗口、排风扇附近的气流方向；使用风速计测量门口、窗口、排风扇风口的气流速度；使用米尺测量门口、窗口、排风扇风口的大小。测量房间的尺寸计算容积，计算 ACH。

（3）评价指标

1）指标定义：门诊区域结核感染控制措施落实率是指结核感染控制措施在门诊落实项数占应落实项数的比例。

2)指标值：门诊区域结核感染控制措施落实率要求达到100%。

3)计算公式：门诊区域结核感染控制措施落实率 = 评价结果为"是"的项数 /12 × 100%

指标 DH-15：实验室结核感染控制措施落实率

(1)核查方法

通过现场观察、测量和访谈后填写。

(2)核查表格(表 6-1-17)

表 6-1-17　实验室结核感染控制现场评价表

医疗卫生机构名称：

序号	评价内容	评价结果
1	是否采用生物安全柜进行痰标本检测	
2	是否由结核病门诊和病区的护士统一运送标本	
3	痰涂片和 / 或痰培养室的通风量是否达到 12ACH	
4	紫外线灯的辐射照度是否达到 70μW/cm²(随机抽查 1 根)	
5	实验室工作人员进行痰检时是否佩戴医用防护口罩	
建议		

填表说明：

1)本表主要针对实验室中结核感染控制的执行情况进行监控与评价。

2)各级医疗机构可以根据自身情况对评价表中的相关项目进行增补或删减。

3)问题 1 和 5 通过现场观察后填写,问题 2 通过访谈实验室人员后填写,问题 3~4 通过现场测量后填写。

(3)评价指标

1)指标定义：实验室结核感染控制措施落实率是指实验室结核感染控制措施落实项数占应落实项数的比例。

2)指标值：实验室结核感染控制措施落实率要求达到100%。

3)计算公式：实验室结核感染控制措施落实率 = 评价结果为"是"的项数 /5 × 100%

指标 DH-16：病房结核感染控制措施落实率

(1)核查方法

提前准备卷尺、风速计、烟管、紫外辐射照度计等设备,通过现场观察、测量和访谈后填写。

（2）核查表格（表6-1-18）

表6-1-18　病房结核感染控制现场评价表

医疗卫生机构名称：

序号	评价内容	评价结果
1	是否有优先收治疑似传染性肺结核患者的制度	
2	医务人员是否对患者进行咳嗽礼仪的宣教	
3	是否有结核感染控制宣传资料	
4	结核病病房的通风量是否达到12ACH（随机抽查1间病房）	
5	紫外线灯的辐射照度是否达到70μW/cm²（随机抽查1根）	
6	收治患者时是否将病原学阳性、病原学阴性及耐药患者分别收治在不同病房内	
7	患者是否佩戴外科口罩、医护人员及陪护人员是否佩戴医用防护口罩，口罩佩戴是否符合规范	
建议		

填表说明：

1）本表主要针对病房中结核感染控制的执行情况进行监控与评价。

2）各级医疗机构可以根据自身情况对评价表中的相关项目进行增补或删减。

3）问题1和6通过访谈病区医护人员后填写，问题2通过访谈住院患者后填写，问题3和7通过现场观察后填写，问题4~5通过现场测量后填写。

（3）评价指标

1）指标定义：病房结核感染控制措施落实率是指病房结核感染控制措施落实项数占应落实项数的比例。

2）指标值：病房结核感染控制措施落实率要求达到100%。

3）计算公式：病房结核感染控制措施落实率＝评价结果为"是"的项数/7×100%

8. 实验室

指标DH-17：实验室基本资质具备情况

（1）核查方法

通过查证书、生物安全备案等获得。

（2）核查表格（表6-1-19）

表 6-1-19　实验室基本资质核查表

评价项目	评价结果
1. 是否具备生物安全二级或以上级别的实验室	是□　否□
2. 是否获得临床基因扩增实验室资质	是□　否□
3. 开展结核病基因扩增检测项目的人员是否具有 PCR 资质	是□　否□
4. 是否具有菌株运输资格证	是□　否□

（3）评价指标

DH-17-1：生物安全二级实验室具备情况

DH-17-2：临床基因扩增资质和人员具有的 PCR 资质

1）指标意义：生物安全二级实验室具备情况：要求从事结核分枝杆菌样本检测的实验室必须具备，其中表型药敏试验检测要求在加强型生物安全二级实验室进行。

2）临床基因扩增资质和人员具有的 PCR 资质：从事分子生物学检测（结核分枝杆菌核酸及耐药基因检测）的实验室和人员必须具备。

指标 DH-18：实验室生物安全合格率

（1）核查方法

通过核查实验室的安全手册、制度，现场观察、查询高压灭菌记录、消毒记录、有关证书等获得。

（2）核查表格（表 6-1-20）

表 6-1-20　实验室生物安全核查表

评价项目	评价结果
1. 是否建立较完整的生物安全制度或有生物安全手册	是□　否□
2. 实验室分区合理并满足工作需要	是□　否□
3. 实验室人员在现场核查前的一年内是否经过生物安全相关培训	是□　否□
4. 个人防护是否符合要求，如操作可能存在潜在结核分枝杆菌的检测项目时应使用 N95 呼吸装置，并按照使用要求更换，个人防护穿戴是否正确	是□　否□
5. 废弃物处理方法是否得当，如待灭菌物品的临时存放、高压灭菌流程等是否满足要求（温度、时间、高压灭菌效果监测等）	是□　否□
6. 消毒用的紫外线灯是否定期清洁、有使用时间记录或照度监测，并根据需要及时更换	是□　否□

续表

评价项目	评价结果
7. 台面或地面等物体表面的消毒液使用是否有效(浓度、配制时间及方法、作用时间等)	是□　否□
8. 生物安全实验室是否有访问限制	是□　否□
9. 是否张贴正确的生物安全实验室标识	是□　否□
10. 样本/菌株保存与管理是否规范	专用冰箱(不与试剂混放):是□　否□ 冰箱温度在设定范围内:是□　否□

填表说明:

生物安全制度有生物安全手册内容如包含风险评估、安全操作、相关设备操作、个人防护装置、意外事件如遗撒处理、废弃物处理、危化品处理、锐器处理、消防、应急预案与演练等。

（3）评价指标

1）指标定义：实验室生物安全合格率是指实验室满足表中列出的生物安全要求的项目数量占总要求项数的比例。

2）指标值：实验室生物安全合格率至少达到80%以上。

3）计算公式：实验室生物安全合格率=满足要求的条款数目/10×100%。

指标 DH-19：结核病实验室室间质评情况

（1）核查方法

现场通过核查实验室留存的室间质评结果存档获得。

（2）核查表格（表 6-1-21）

表 6-1-21　实验室室间质评开展情况核查表

评价项目	评价结果
1. 是否参加痰涂片镜检盲法复检	是□　否□　NA □;若是,结果为:合格□　不合格□; 评价单位:_____ 出现不合格时,是否采取了改进措施,并进行记录?_____
2. 是否参加表型药敏试验熟练度测试	是□　否□　NA □;若是,结果为:合格□　不合格□; 评价单位:_____ 出现不合格时,是否采取了改进措施,并进行记录?_____
3. 是否参加结核分枝杆菌核酸检测能力验证	是□　否□　NA □;若是,结果为:合格□　不合格□; 评价单位:_____ 出现不合格时,是否采取了改进措施,并进行记录?_____

续表

评价项目	评价结果
4. 是否参加结核分枝杆菌耐药基因检测能力验证	是□　否□　NA□：若是，结果为：合格□　不合格□； 评价单位：＿＿＿＿＿＿＿＿＿＿＿＿＿ 出现不合格项目时，是否采取了改进措施，并进行记录？＿＿＿＿
5. 其他检测项目（请注明）	

（3）评价指标

DH-19-1：结核病检测项目参加室间质评的比例

DH-19-2：参加室间质评的结核病检测项目合格的比例

1）指标定义

● 结核病检测项目参加室间质评的比例是指参加室间质评的结核病检测项目数量占应参加的项目数的比例。

● 参加室间质评的结核病检测项目合格的比例是指参加室间质评合格的结核病检测项目的数量占参加室间质评的结核病检测项目的数量的比例。

2）指标值

● 结核病检测项目参加室间质评的比例要求为 100%。

● 参加室间质评项目合格的比例达到 80% 以上。

3）计算公式

● 结核病检测项目参加室间质评的比例 = 参加室间质评的结核病检测项目数量 / 应参加的项目数量 ×100%

● 参加室间质评的结核病检测项目合格的比例 = 参加室间质评合格的结核病检测项目的数量 / 参加室间质评的结核病检测项目的数量 ×100%

指标 DH-20：日常开展质量指标监测的比例

（1）核查方法

现场通过核查实验室日常质量指标监测记录获得（可以是实验室信息系统——LIS 系统统计，或手工统计），可查询现场核查前三次统计的具体指标值，查看指标值是否异常。若实验室日常未进行质量指标的监测和统计，现场抽取一定数量标本进行现场计算和统计。

(2)核查表格(表 6-1-22)

表 6-1-22　实验室质量指标监测核查表

评价项目	评价结果
指标 1：痰标本合格率	NA □
1.1 是否通过手工或 LIS 系统定期(每月)统计痰标本合格率	是□　否□
1.2 痰标本合格率是否满足实验室设定的合格率标准	是□　否□
指标 2：痰涂片镜检实验室周转时间	NA □
2.1 是否通过手工或 LIS 系统定期(每月)统计痰涂片镜检周转时间	是□　否□
2.2 周转时间是否满足实验室设定的周转时间要求(如 24 小时)	是□　否□
指标 3：初诊患者痰涂片镜检阳性率	NA □
3.1 是否通过手工或 LIS 系统定期(每月)统计初诊患者痰涂片镜检阳性率	是□　否□
3.2 初诊患者涂片镜检阳性率是否较稳定地在一定范围内变动	是□　否□
指标 4：初诊患者涂片中低阳性级别结果比例	NA □
4.1 是否通过手工或 LIS 系统定期(每月)统计初诊患者涂片中低阳性级别结果比例	是□　否□
4.2 初诊患者涂片中低阳性级别结果比例是否较稳定地在一定范围内变动(如 30% 左右)	是□　否□
指标 5：(2 月末)随访患者痰涂片镜检阳性率	NA □
5.1 是否通过手工或 LIS 系统定期(每月)统计(2 月末)随访患者痰涂片镜检阳性率	是□　否□
5.2 (2 月末)随访患者痰涂片镜检阳性率是否较稳定地在一定范围内变动	是□　否□
指标 6：初诊患者分枝杆菌分离培养阳性率	NA □
6.1 是否通过手工或 LIS 系统定期(每月)统计初诊患者分枝杆菌分离培养阳性率	是□　否□
6.2 初诊患者分枝杆菌分离培养阳性率是否较稳定地在一定范围内变动	是□　否□
指标 7：初诊患者结核分枝杆菌培养阳性率	NA □
7.1 是否通过手工或 LIS 系统定期(每月)统计初诊患者结核分枝杆菌分离培养阳性率	是□　否□
7.2 初诊患者结核分枝杆菌分离培养阳性率是否较稳定地在一定范围内变动	是□　否□
指标 8：痰涂片镜检阳性标本培养阳性率	NA □
8.1 是否通过手工或 LIS 系统定期(每月)统计痰涂片镜检阳性标本培养阳性率	是□　否□
8.2 痰涂片镜检阳性标本培养阳性率是否大于 90%	是□　否□

评价项目	评价结果
指标 9：痰标本分离培养污染率	NA □
9.1 是否通过手工或 LIS 系统定期（每月或每季度）统计分离培养污染率	是□　否□
9.2 固体方法分离培养污染率是否在 2%~5% 之间，液体方法分离培养污染率是否低于 10%	是□　否□
指标 10：痰标本分离培养实验室周转时间	NA □
10.1 是否通过手工或 LIS 系统定期（每月或每季度）统计痰培养周转时间	是□　否□
10.2 周转时间是否满足实验室设定的周转时间要求（如固体培养 8 周，液体培养 6 周）	是□　否□
指标 11：表型药敏试验 MDR/RR-TB 检出率	NA □
11.1 是否通过手工或 LIS 系统定期（每月或每季度）统计表型药敏试验 MDR/RR-TB 检出率	是□　否□
11.2 MDR/RR-TB 检出率是否较稳定地在一定范围内变动	是□　否□
指标 12：因污染而缺失表型药敏试验结果率	NA □
12.1 是否通过手工或 LIS 系统定期（每月或每季度）统计因污染而缺失表型药敏试验结果率	是□　否□
12.2 因污染缺失表型药敏试验结果率是否满足实验室设定的目标，参考范围为低于 3%	是□　否□
指标 13：因对照培养基菌落生长不足或未生长而缺失表型药敏试验结果率	NA □
13.1 是否通过手工或 LIS 系统定期（每月或每季度）统计此指标	是□　否□
13.2 因对照培养基菌落生长不足或未生长而缺失表型药敏结果率是否满足实验室设定的目标，参考范围为低于 3%	是□　否□
指标 14：表型药敏试验实验室周转时间	NA □
14.1 是否通过手工或 LIS 系统定期（每月或每季度）统计表型药敏试验实验室周转时间	是□　否□
14.2 周转时间是否满足实验室设定的周转时间要求	是□　否□
指标 15：结核分枝杆菌核酸检测阳性率	NA □
15.1 是否通过手工或 LIS 系统定期（每月或每季度）统计此指标	是□　否□
15.2 结核分枝杆菌核酸检测阳性率是否较稳定地在一定范围内变动	是□　否□

续表

评价项目	评价结果
指标 16：多色半巢式实时荧光定量 PCR 检测发生错误、无结果或无效率	NA☐
16.1 是否通过手工或 LIS 系统定期（每月或每季度）统计此指标	是☐ 否☐
16.2 错误、无结果或无效率参考范围是否分别低于 3%、低于 1%、低于 1%	是☐ 否☐
指标 17：结核分枝杆菌核酸检测实验室周转时间	NA☐
17.1 是否通过手工或 LIS 系统定期（每月或每季度）统计此指标	是☐ 否☐
17.2 周转时间是否满足实验室设定的周转时间要求，参考范围一般为低于 24~48 小时	是☐ 否☐
指标 18：结核分枝杆菌耐药基因检测 MR/RR-TB 检出率	NA☐
18.1 是否通过手工或 LIS 系统定期（每月或每季度）统计 MDR/RR-TB 检出率	是☐ 否☐
18.2 耐药检出率是否较稳定地在一定范围内变动	是☐ 否☐
指标 19：结核分枝杆菌耐药基因检测实验室周转时间	NA☐
19.1 是否通过手工或 LIS 系统定期（每月或每季度）统计此指标	是☐ 否☐
19.2 周转时间是否满足实验室设定的周转时间要求，参考范围一般为低于 24~48 小时	是☐ 否☐

填表说明：

若评价的实验室未开展某项检测项目，则与本检测项目相关的质量指标均选择 NA，在后续计算日常开展质量指标监测的比例时从分母中扣除。

（3）评价指标

1）指标定义：日常开展质量指标监测的比例是指日常开展质量指标监测的数占应开展质量指标监测的数

2）指标值：日常开展质量指标监测的比例应达到 80% 以上。

3）计算公式：日常开展质量指标监测的比例＝日常开展质量指标监测的数量/应开展质量指标监测的数量（填写 NA 的项目从分母中去除）×100%

指标 DH-21：痰标本及涂片镜检相关指标

（1）核查方法

现场通过查询样本接收登记本、涂片镜检登记本或 LIS 系统，连续查询 10 例痰标本的标本性状及涂片镜检相关信息。

（2）核查表格（表 6-1-23）

表 6-1-23　痰标本及涂片镜检质量指标现场核查样本抽取表

序号	患者编号（门诊号、住院号）	标本号	痰标本性状	痰标本接收日期及时间	痰涂片镜检结果报告日期及时间	痰涂片镜检报告结果
1		标本 1				
		标本 2				
		标本 3				
2		标本 1				
		标本 2				
		标本 3				
3		标本 1				
		标本 2				
		标本 3				
4		标本 1				
		标本 2				
		标本 3				
5		标本 1				
		标本 2				
		标本 3				
6		标本 1				
		标本 2				
		标本 3				
7		标本 1				
		标本 2				
		标本 3				
8		标本 1				
		标本 2				
		标本 3				
9		标本 1				
		标本 2				
		标本 3				
10		标本 1				
		标本 2				
		标本 3				

填表说明：

痰标本接收时间如仅能查询到日期时，则粗略计算痰涂片镜检周转时间。

（3）评价指标

指标 DH-21-1：痰标本合格率

1）指标定义：痰标本合格率是指一定时期内接收的合格的痰标本数占该时期内实验室收到总的痰标本数的比例。

2）指标值：一定时期内接收的痰标本合格率至少达到 90%（此指标统计初诊患者），各实验室应建立自己的基线值。

3）计算公式：痰标本合格率 = 一定时期内接收的合格的痰标本数 / 该时期内实验室收到的总的痰标本数 ×100%

指标 DH-21-2：初诊患者痰涂片镜检阳性率

1）指标定义：初诊患者痰涂片镜检阳性率是指痰涂片镜检阳性的初诊患者数占抽查初诊患者数的比例。

2）指标值：初诊患者涂片镜检阳性率在一定范围内小幅波动，具体数值每个实验室不同，与开展痰涂片镜检的对象相关，参考范围约 10%，各实验室应建立自己的基线值。

3）计算公式：初诊患者痰涂片镜检阳性率 = 痰涂片镜检阳性的初诊患者数 / 抽查初诊患者数 ×100%

指标 DH-21-3：初诊患者涂片中低阳性级别结果比例

1）指标定义：初诊患者涂片中低阳性级别结果比例是指低阳性级别（实际条数 /300 视野及 1+）结果的痰涂片数占抽取的阳性痰涂片总数的比例。

2）指标值：初诊患者涂片中低阳性级别结果比例是否较稳定地在一定范围内小幅波动，参考范围约 30%~50%。

3）计算公式：初诊患者涂片中低阳性级别结果比例 = 低阳性级别（实际条数 /300 视野及 1+）结果的痰涂片数 / 抽取的阳性痰涂片总数 ×100%

指标 DH-21-4：随访患者痰涂片镜检阳性率

1）指标定义：痰涂片镜检阳性的随访患者阳性率指痰涂片镜检阳性的随访患者数占开展痰涂片镜检的随访患者数的比例。

2）指标值：痰涂片镜检阳性的随访患者阳性率是否较稳定的在一定范围内小幅波动，2 月末随访患者阳性率参考范围 10%~15%。

3）计算公式：痰涂片镜检阳性的随访患者阳性率 = 痰涂片镜检阳性

的随访患者数/开展痰涂片镜检的随访患者数 ×100%

指标 DH-21-5 : 痰涂片镜检实验室周转时间

1) 指标定义 : 痰涂片镜检实验室周转时间是指从实验室接收痰标本时间到痰涂片出报告结果的时间。

2) 指标值 : 周转时间应满足实验室设定的周转时间要求, 参考范围约24小时。中位时间应在设定范围内。

3) 计算公式 : 痰涂片镜检实验室周转时间 = 痰涂片结果报告时间 – 实验室接收痰标本时间

指标 DH-22 : 结核分枝杆菌分离培养相关指标

(1) 核查方法

现场连续选取分离培养登记本或 LIS 系统中 10 例开展培养的标本的相关信息, 填写下表。

(2) 核查表格(表 6-1-24)

表 6-1-24　分离培养质量指标现场核查样本抽取表

序号	患者编号(门诊号/住院号)	痰涂片镜检结果	痰标本接收时间	痰结核分枝杆菌分离培养报告结果时间	培养结果	菌种鉴定
1						
2						
3						
4						
5						
6						
7						
8						
9						
10						

填表说明 :

1) 痰涂片镜检结果 : 填写痰涂片阳性级别高的结果。

2) 痰结核分枝杆菌分离培养报告结果 : 痰培养报告结果填写阳性级别高的结果。

3) 上述抽取的用于核查涂片镜检的标本若同时开展培养, 可使用同样病例。

（3）评价指标

指标 DH-22-1：初诊患者分枝杆菌分离培养阳性率

1）指标定义：分离培养阳性的初诊患者数占开展分离培养的初诊患者总数的比例。

2）指标值：初诊患者分枝杆菌分离培养阳性率在一定范围内小幅波动，具体数值每个实验室不同，与开展分离培养的对象相关，参考范围约20%~30%，各实验室应建立自己的基线值。

3）计算公式：初诊患者分枝杆菌分离培养阳性率 = 分离培养阳性的初诊患者数 / 开展分离培养的初诊患者总数 ×100%

指标 DH-22-2：初诊患者结核分枝杆菌分离培养阳性率

1）指标定义：分离培养阳性且菌株鉴定为结核分枝杆菌的初诊患者数占开展分离培养的初诊患者总数的比例。

2）指标值：初诊患者结核分枝杆菌分离培养阳性率在一定范围内小幅波动，具体数值每个实验室不同，与开展分离培养的对象及当地非结核分枝杆菌流行相关，各实验室应建立自己的基线值。

3）计算公式：初诊患者结核分枝杆菌分离培养阳性率 = 分离培养阳性且鉴定为结核分枝杆菌的初诊患者数 / 开展分离培养的初诊患者总数 ×100%

指标 DH-22-3：痰涂片镜检阳性标本培养阳性率

1）指标定义：痰涂片镜检阳性标本培养阳性率是指痰涂片镜检阳性且分离培养阳性的标本数占痰涂片镜检阳性且开展分离培养的标本数的比例。

2）指标值：痰涂片镜检阳性标本培养阳性率应在 90% 以上。

3）计算公式：痰涂片镜检阳性标本培养阳性率 = 痰涂片镜检阳性且分离培养阳性的标本数 / 痰涂片镜检阳性且开展分离培养的标本数 ×100%

指标 DH-22-4：分离培养污染率

1）指标定义：分离培养污染率是指分离培养发生污染的培养管（基）数占开展分离培养的总培养管（基）数的比例。

2）指标值：固体方法分离培养污染率应在 2%~5% 之间，液体方法分离培养污染率低于 8%~10%。

3)计算公式:分离培养污染率 = 分离培养发生污染的培养管(基)数 / 开展分离培养的总培养管(基)数 ×100%

指标 DH-22-5:痰标本分离培养实验室周转时间

1)指标定义:痰标本分离培养周转时间是指从实验室痰标本接收到痰培养结果报告的时间间隔。

2)指标值:涂阳标本固体培养周转时间参考范围约 3 周,涂阴标本 4~8 周;涂阳标本液体培养周转时间参考范围 8~10 天,涂阴标本 2~6 周。痰标本分离培养中位时间应在设定范围内。

3)计算公式:痰培养周转时间 = 痰标本分离培养结果报告时间 – 实验室痰标本接收时间

指标 DH-23:表型药敏试验相关指标

(1)核查方法

现场连续选取表型药敏试验登记本或 LIS 系统中 10 例开展药敏试验的菌株的相关信息,填写表 6-1-25。

(2)核查表格(表 6-1-25)

表 6-1-25　表型药敏试验质量指标现场核查样本抽取表

序号	患者编号(门诊号 / 住院号)	结核分枝杆菌阳性结果报告时间	表型药敏试验结果报告时间	MDR/RR-TB 检测结果
1				
2				
3				
4				
5				
6				
7				
8				
9				
10				

（3）评价指标

指标 DH-23-1：表型药敏试验 MDR/RR-TB 检出率

1）指标定义：表型药敏试验 MDR/RR-TB 检出率是通过药敏试验检出 MDR/RR-TB 患者数占开展表型药敏试验患者数的比例。

2）指标值：MDR/RR-TB 检出率在一定范围内波动，具体数值每个实验室不同，与开展的对象及当地 MDR/RR-TB 流行状况相关，各实验室应建立自己的基线值。

3）计算公式：表型药敏试验 MDR/RR-TB 检出率 =MDR/RR-TB 检出患者数 / 开展表型药敏试验的总数 ×100%

指标 DH-23-2：因污染而缺失药敏试验结果率

1）指标定义：因污染而缺失药敏试验结果率是指因污染而缺失药敏试验结果的菌株数占开展药敏试验的总数。

2）指标值：因污染缺失药敏试验结果率参考范围低于 3%。

3）计算公式：因污染而缺失药敏试验结果率 = 因污染而缺失药敏试验结果的菌株数 / 开展药敏试验的总数 ×100%

指标 DH-23-3：因对照培养基菌落生长不足或未生长而缺失药敏结果率

1）指标定义：因对照培养基菌落生长不足或未生长而缺失药敏结果率是指因污染或对照培养基菌落生长不足或未生长而缺失药敏结果的菌株数占开展药敏试验的总数的比例。

2）指标值：因对照培养基菌落生长不足或未生长而缺失药敏结果率参考范围低于 3%。

3）计算公式：因对照培养基菌落生长不足或未生长而缺失药敏结果率 = 因污染或对照培养基菌落生长不足或未生长而缺失药敏结果的菌株数 / 开展药敏试验的总数 ×100%

指标 DH-23-4：表型药敏试验实验室周转时间

1）指标定义：自分离培养阳性时间至表型药敏试验结果报告时间间隔。

2）指标值：表型药敏试验实验室周转时间参考范围为 2~4 周，其中固体培养约 4 周,液体培养约 2 周。表型药敏试验实验室周转时间中位时间应在设定范围内。

3)计算公式:表型药敏试验实验室周转时间 = 表型药敏试验结果报告时间 − 结核分枝杆菌分离培养阳性结果报告时间

指标 DH-24:结核分枝杆菌核酸检测相关指标

(1)核查方法

现场连续选取结核分枝杆菌核酸检测登记本或 LIS 系统中 10 例开展结核分枝杆菌核酸检测的标本的相关信息,填写表格。

(2)核查表格(表 6-1-26)

表 6-1-26　结核分枝杆菌核酸检测质量指标现场核查样本抽取表

序号	患者编号(门诊号、住院号等)	标本接收时间	检测时间	结果报告时间	结核分枝杆菌核酸检测报告结果
1					
2					
3					
4					
5					
6					
7					
8					
9					
10					

填表说明:

若使用 Xpert MTB/RIF 技术,则结果登记为"阴性""MTB 检出率极低""MTB 检出率低""MTB 检出率中等""MTB 检出率高";若使用其他技术,则结果登记为"MTB 阳性"或"MTB 阴性"。

(3)评价指标

指标 DH-24-1:结核分枝杆菌核酸检测阳性率

1)指标定义:结核分枝杆菌核酸检测阳性患者数占开展结核分枝杆菌核酸检测的患者总数的比例。

2)指标值:结核分枝杆菌核酸检测阳性率在一定范围内小幅波动,具体数值每个实验室不同,与开展结核分枝杆菌核酸检测的对象相关,各实验室应建立自己的基线值。

3)计算公式:结核分枝杆菌核酸检测阳性率 = 结核分枝杆菌核酸检测阳性患者数 / 开展结核分枝杆菌核酸检测患者总数 ×100%

指标 DH-24-2:多色半巢式实时荧光定量 PCR 检测发生错误率、无结果率和无效率

1)指标定义:

● 多色半巢式实时荧光定量 PCR 检测发生错误率是指多色半巢式实时荧光定量 PCR 检测报告错误的标本数占开展多色半巢式实时荧光定量 PCR 检测标本数的比例。

● 多色半巢式实时荧光定量 PCR 检测发生无结果率是指多色半巢式实时荧光定量 PCR 报告无结果的标本数占开展多色半巢式实时荧光定量 PCR 检测标本数的比例。

● 多色半巢式实时荧光定量 PCR 检测发生无效率是指多色半巢式实时荧光定量 PCR 检测报告无效的标本数占开展多色半巢式实时荧光定量 PCR 检测标本数的比例。

2)指标值:错误率、无结果率、无效率参考范围分别为低于 3%、低于 1%、低于 1%。

3)计算公式

● 多色半巢式实时荧光定量 PCR 检测发生错误率 = 多色半巢式实时荧光定量 PCR 检测报告错误的标本数 / 开展多色半巢式实时荧光定量 PCR 检测标本数 ×100%

● 多色半巢式实时荧光定量 PCR 检测发生无结果率 = 多色半巢式实时荧光定量 PCR 报告无结果的标本数 / 开展多色半巢式实时荧光定量 PCR 检测标本数 ×100%

● 多色半巢式实时荧光定量 PCR 检测发生无效率 = 多色半巢式实时荧光定量 PCR 检测报告无效的标本数 / 开展多色半巢式实时荧光定量 PCR 检测标本数 ×100%

指标 DH-24-3:结核分枝杆菌核酸检测实验室周转时间

1）指标定义：结核分枝杆菌核酸检测实验室周转时间是指实验室自接收到痰标本至报告结核分枝杆菌核酸检测结果的时间间隔。

2）指标值：结核分枝杆菌核酸检测实验室周转时间应低于实验室设定的周转时间，参考范围一般低于 24~48 小时。结核分枝杆菌核酸检测实验室周转时间中位时间应在设定范围内。

3）计算公式：结核分枝杆菌核酸检测实验室周转时间 = 实验室自接收到痰标本至报告结核分枝杆菌核酸检测结果的时间间隔

指标 DH-25：结核分枝杆菌耐药基因检测相关指标

（1）核查方法

现场连续选取结核分枝杆菌耐药基因检测登记本或 LIS 系统中 10 例开展结核分枝杆菌耐药基因检测的标本的相关信息，填写表格。如开展的是能同时检测结核分枝杆菌核酸和耐药基因的技术，则不必重新抽取标本信息，使用上述表 6-1-26 结核分枝杆菌核酸检测现场抽样中的标本信息即可。

（2）核查表格（表 6-1-27）

表 6-1-27　结核分枝杆菌耐药基因检测质量指标现场核查样本抽取表

序号	患者编号（门诊号或住院号）	标本接收时间	检测时间	结果报告时间	结核分枝杆菌核酸检测结果	利福平耐药检测结果	异烟肼耐药检测结果
1							
2							
3							
4							
5							
6							
7							
8							
9							
10							

填表说明：

1）结核分枝杆菌核酸检测结果：为"MTB""未检测到 MTB""NTM"。

2）利福平耐药检测结果、异烟肼耐药检测结果分别填写"R""S"。

（3）考核指标

指标 DH-25-1：结核分枝杆菌耐药基因检测 MR/RR-TB 检出率

1）指标定义：结核分枝杆菌耐药基因检测 MDR/RR-TB 检出率是采用耐药基因检测的 MDR/RR-TB 检出患者数占开展耐药基因检测患者数的比例。

2）指标值：MDR/RR-TB 检出率在一定范围内波动，具体数值每个实验室不同，与开展的对象及当地 MDR/RR-TB 流行状况相关，各实验室应建立自己的基线值。

3）计算公式：结核分枝杆菌耐药基因检测 MDR/RR-TB 检出率＝采用耐药基因检测的 MDR/RR-TB 检出患者数 / 开展耐药基因检测的总数 ×100%

指标 DH-25-2：结核分枝杆菌耐药基因检测实验室周转时间

1）指标定义：结核分枝杆菌耐药基因检测实验室周转时间是指实验室自接收到痰标本至报告结核分枝杆菌耐药基因检测结果的时间间隔。

2）指标值：结核分枝杆菌耐药基因检测实验室周转时间应低于实验室设定的周转时间，参考范围一般为低于 24~48 小时。中位时间应在设定的范围内。

3）计算公式：结核分枝杆菌耐药基因检测实验室周转时间＝实验室自接收到痰标本至报告结核分枝杆菌耐药基因检测结果的时间间隔

（二）疾病预防控制机构核查清单

疾病预防控制机构在结核病防治工作中主要负责收集、分析信息，监测肺结核疫情；及时准确报告、通报疫情及相关信息；开展流行病学调查、疫情处置等工作；组织落实肺结核患者治疗期间的规范管理；组织开展肺结核或者疑似肺结核患者及密切接触者的追踪工作；组织开展结核病高发和重点行业人群的防治工作；开展结核病实验室检测，对辖区内的结核病实验室进行质量控制；组织开展结核病防治培训，提供防治技术指导；组织开展结核病防治健康教育工作以及开展结核病防治应用性研究等。具体核查内容、方法和评价指标如下。

1. 登记报告

指标 C-1 : 患者追踪情况

（1）核查方法：

从中国疾病预防控制信息系统中按照现住址导出一个月前某个时间段的肺结核/疑似肺结核患者 10 例，与《肺结核或疑似肺结核患者追踪情况登记本》原始记录进行核对，并计算相关核查指标。

（2）核查表格（表 6-2-1）

表 6-2-1 报告肺结核患者和疑似肺结核患者追踪情况

序号	姓名	性别	职业	报告日期	追踪方式	是否到位	未到位的原因	是否开展追踪
1								
2								
3								
4								
5								
6								
7								
8								
9								
10								

填表说明：

1）前 7 项来源于中国疾病预防控制信息系统。

2）"是否开展追踪"根据"肺结核或疑似肺结核患者追踪情况登记本"的记录进行判断，有追踪工作记录填"是"，无记录则填"否"。

（3）评价指标

C-1-1 : 患者追踪率

C-1-2 : 追踪到位率

1）指标定义：

• 患者追踪率是指针对报告肺结核和疑似肺结核患者，转诊未到位需进行追踪者，实际开展追踪的比例。

• 追踪到位率是指针对报告肺结核和疑似肺结核患者，转诊未到位需进行追踪者,开展追踪后到位的比例。

2)指标值:

患者追踪率应为 100%;追踪到位率应达到 90%。

3)计算公式:

患者追踪率 = 开展追踪的患者数 / 实查应追踪的肺结核和疑似肺结核患者数 ×100%

追踪到位率 = 追踪到位的患者数 / 进行追踪的患者数 ×100%

2. 主动发现

指标 C-2:病原学阳性肺结核患者密切接触者症状筛查率

(1)核查方法

现场在"病原学阳性肺结核患者密切接触者筛查记录本"中,抽取最近 10 例新登记的病原学阳性患者密切接触者筛查数据。

(2)核查表格(表 6-2-2)

表 6-2-2 病原学阳性肺结核患者密切接触者症状筛查情况

序号	患者登记号	接触者姓名	类型 (家属 / 非家属)	是否进行肺结核可疑症状筛查
1				
2				
3				
4				
5				
6				
7				
8				
9				
10				

(3)评价指标

1)指标定义:病原学阳性肺结核患者密切接触者症状筛查率是指抽查的密切接触者中进行了可疑症状筛查的人数占总抽查人数的比例。

2）指标值：病原学阳性肺结核患者密切接触者症状筛查率应达到95%。

3）计算公式：病原学阳性肺结核患者密切接触者症状筛查率＝抽查的密切接触者中进行了可疑症状筛查的人数／总抽查人数×100%

指标 C-3：学校密切接触者规范筛查率

（1）核查方法

现场抽取本年度本区域最近3起学校结核病散发病例的第一轮密切接触者筛查记录，利用其"学校肺结核患者接触者筛查一览表"进行核查。

（2）核查表格（表6-2-3）

表 6-2-3　学校密切接触者规范筛查情况

学校名称	15 岁以下接触者			15 岁及以上接触者			
	应筛查人数（A）	无 TST 检测禁忌证者实际筛查人数（B）	有 TST 检测禁忌证者实际筛查人数（C）	应筛查人数（D）	无 TST 检测或胸部 X 线检查禁忌证者实际筛查人数（E）	有 TST 检测禁忌证者实际筛查人数（F）	有胸部 X 线检查禁忌证者实际筛查人数（G）

填表说明：

1）15 岁以下接触者中"无 TST 检测禁忌证者实际筛查人数"指同时进行了症状筛查和感染检测的人数，"有 TST 检测禁忌证者实际筛查人数"指进行了症状筛查的人数。

2）15 岁及以上接触者中"无 TST 检测或胸部 X 线检查禁忌证者实际筛查人数"指同时进行了症状筛查、感染检测和胸部 X 线检查的人数，"有 TST 检测禁忌证者实际筛查人数"指进行了症状筛查和胸部 X 线检查的人数，"有胸部 X 线检查禁忌证者实际筛查人数"指进行了症状筛查和感染检测的人数。

（3）评价指标

1）指标定义：学校密切接触者规范筛查率是指按照《中国学校结核病防控指南（2020 年版）》的要求进行筛查的密切接触者占应筛查接触者人数的比例。

2）指标值：学校密切接触者规范筛查率应达到95%。

3) 计算公式: 学校密切接触者规范筛查率 =(15 岁以下接触者实际筛查人数 +15 岁及以上接触者实际筛查人数)/(15 岁以下接触者应筛查人数 +15 岁及以上接触者应筛查人数) × 100%

3. 预防性治疗

指标 C-4 : 肺结核患者学生密切接触者预防性服药率

(1)核查方法

现场抽取本年度本区域最近 3 起学校结核病散发病例的密切接触者筛查记录,利用其"学校结核病患者接触者筛查一览表"和"学校抗结核预防性治疗登记册",对表中所有排除了结核病诊断且 PPD 强阳性 /IGRA 阳性 /EC 阳性者进行信息核查。

(2)核查表格(表 6-2-4)

表 6-2-4　学生患者接触者预防性服药情况

序号	接触者姓名	是否符合治疗标准	TST结果	是否接受治疗	预防性服药的方案	服药期间管理人	未开展预防性治疗的原因
1							
2							
3							
4							
5							
6							
7							
8							
9							
10							

填表说明:

1) 符合预防性治疗标准应满足以下要求:① TST 或者 IGRA 或者 EC 单阳,任何一项即可;②排除活动性结核病;③无预防性服药禁忌证。

2) 未开展预防性治疗原因,以阿拉伯数字填写:①活动性结核病患者;②有服药禁忌证;③拒绝。

(3)评价指标

1)指标定义:肺结核患者学生密切接触者预防性服药率是指实际预防性治疗人数占应接受预防性治疗人数的比例。

2)指标值:肺结核患者学生密切接触者预防性服药率应达到80%。

3)计算公式:肺结核患者学生密切接触者预防性服药率=接受预防性治疗人数/符合预防性治疗标准人数 ×100%

指标 C-5:HIV 感染者/AIDS 患者预防性服药率

(1)核查方法

现场抽取本年度当地新发现并纳入登记管理的 10 例 HIV 感染者/AIDS 患者病案,对所有排除了结核病诊断且 PPD 强阳性/IGRA 阳性者进行信息核查。

(2)核查表格(表 6-2-5)

表 6-2-5　HIV 感染者/AIDS 患者预防性服药情况

序号	HIV 感染者/AIDS 患者登记号	是否符合预防性治疗标准	是否接受预防性治疗	未开展预防性治疗的原因
1				
2				
3				
4				
5				
6				
7				
8				
9				
10				

填表说明:

1)符合预防性治疗标准应满足以下要求:①TST 或者 IGRA 单阳,不互相排除;②排除活动性结核病;③无预防性服药禁忌证。

2)未开展预防性治疗原因,以阿拉伯数字填写:①活动性结核病患者;②有服药禁忌证;③拒绝。

(3)评价指标

1)指标定义:HIV 感染者/AIDS 患者预防性服药率是指接受预防性治疗人数占符合预防性治疗标准人数的比例。

2)指标值:HIV 感染者 /AIDS 患者预防性服药率应达到 80%。

3)计算公式:HIV 感染者 /AIDS 患者预防性服药率 = 接受预防性治疗人数 / 符合预防性治疗标准人数 ×100%

指标 C-6 :5 岁以下儿童密切接触者预防性服药率

(1)核查方法

现场在"病原学阳性肺结核患者密切接触者筛查记录本"中,抽取最近 10 例 5 岁以下新登记的病原学阳性患者密切接触者筛查数据。

(2)核查表格(表 6-2-6)

表 6-2-6 病原学阳性患者 5 岁以下儿童密切接触者预防性服药情况

序号	5 岁以下儿童密切接触者姓名	是否符合预防性治疗标准	是否接受预防性治疗	未开展预防性治疗的原因
1				
2				
3				
4				
5				
6				
7				
8				
9				
10				

填表说明:

1)符合预防性治疗标准应满足以下要求:①TST 或者 IGRA 单阳,不互相排除;②排除活动性肺结核;③无预防性治疗禁忌证。

2)未开展预防性治疗原因,以阿拉伯数字填写:①活动性结核病患者;②有服药禁忌证;③拒绝。

(3)评价指标

1)指标定义:5 岁以下儿童密切接触者预防性服药率是指接受预防性治疗人数占符合预防性治疗标准人数的比例。

2)指标值:5 岁以下儿童密切接触者预防性服药率应达到 80%。

3)计算公式:5 岁以下儿童密切接触者预防性服药率 = 接受预防性

治疗人数 / 符合预防性治疗标准人数 × 100%

4. 学校肺结核单病例预警

指标 C-7：学校肺结核单病例预警响应信息准确率

（1）核查方法

现场从"学生年龄段 / 教师肺结核患者信息核查表"中，抽取最近 10 人的信息核查表，并与国家传染病自动预警信息系统中的数据进行比对。

（2）核查表格（表 6-2-7）

表 6-2-7　学校肺结核单病例预警响应信息准确性核实情况

序号	姓名	核实后的人群分类	预警系统中"疑似事件"的勾选
1			
2			
3			
4			
5			
6			
7			
8			
9			
10			

填表说明：

1）核实后的人群分类来自"学生年龄段 / 教师肺结核患者信息核查表"，用汉字填写。

2）预警系统中的"疑似事件"来自"国家传染病自动预警信息系统"中对该条预警信号响应的勾选，以汉字填写"是"或"否"。

（3）评价指标

1）指标定义：预警系统中疑似事件勾选情况与"学生年龄段 / 教师肺结核患者信息核查表"中记录信息的准确性。

2）指标值：学校肺结核单病例预警响应信息准确率应达到 100%

3）计算公式：学校肺结核单病例预警响应信息准确率 =（疑似事件勾选为"是"且信息核查表中的人群分类为幼托儿童或学生或教师的人数 + 疑似事件勾选为"否"且信息核查表中的人群分类不是幼托儿童或学生或教师的人数）/10 × 100%

（三）综合医疗机构核查清单

综合医疗机构在结核病防治工作中主要负责结核病患者的及时发现、疫情报告、结核病患者和疑似患者的转诊、培训和健康教育工作。本核查清单重点考核其报告和转诊情况。具体核查内容、方法和评价指标如下。

1. 机构基本情况

（1）核查方法

通过访谈和查看医疗机构有关的备案资料，了解医疗机构级别、类型、实验室检测能力和信息系统开通情况。

（2）核查表格（表 6-3-1）

表 6-3-1　医疗机构基本情况

机构名称	机构编码	机构级别	机构类型	结核病床	实验室检测能力					信息系统		
					痰涂片检查	痰培养检查	药敏检测	分子生物学检查		门诊	住院	检验
								结核分枝杆菌核酸检测	耐药基因检测			

填表说明：

1）机构编码：传染病网络直报的 9 位编码。

2）机构级别：①三级医院；②二级医院；③县未定级，填写相应编码。

3）机构类型：①综合医院；②结核病/传染病专科医院；③中医院；④乡镇卫生院/社区卫生服务中心；⑤其他，填写具体类别。填写相应编码。

4）结核病床，填写具体数量。

5）实验室检测能力、信息系统：填写"是"或"否"。

2. 结核病诊断

指标 GH-1：咯血住院患者接受结核病相关筛查的比例

（1）核查方法

现场从医院收治呼吸系统疾病科室的 HIS 系统中，导出最近 10 例本次住院出院诊断中有"咯血"字样的患者病案资料，核查结核病检查相关信息。没有开通 HIS 系统的单位，查阅纸质病案。

（2）核查表格（表 6-3-2）

表 6-3-2 咯血住院患者接受结核病筛查情况

序号	患者登记号	姓名	患者诊断	抗酸杆菌涂片	结核分枝杆菌培养	结核分枝杆菌核酸检查	是否接受结核病相关筛查
1							
2							
3							
4							
5							
6							
7							
8							
9							
10							

填表说明：

1）患者诊断：填本次住院出院诊断。

2）在抗酸杆菌涂片、结核分枝杆菌培养、结核分枝杆菌核酸检查栏目填写"是"或"否"。

3）是否行结核相关筛查：抗酸杆菌涂片、结核分枝杆菌培养和结核分枝杆菌核酸检测 3 项之中有 1 项为"是"即视为进行了结核确诊相关检查，最后一栏填写"是"，否则填写"否"。

（3）评价指标

1）指标定义：咯血住院患者接受结核病相关筛查比例。

2）指标值：咯血住院患者接受结核病相关筛查的比例应大于 80%。

3）计算公式：咯血住院患者接受结核病相关筛查的比例 = 有结核病相关检查患者数 / 抽查的咯血住院患者数 × 100%

指标 GH-2：单侧胸腔积液住院患者接受结核病相关筛查的比例

（1）核查方法

现场从医院收治呼吸系统疾病科室的 HIS 系统中，导出最近 10 例本次出院诊断中有"胸腔积液"字样的患者病案资料，并通过查阅病例除外双侧胸腔积液，核查结核病检查相关信息。没有开通 HIS 系统的单位，查阅纸质病案。

（2）核查表格（表 6-3-3）

表 6-3-3　单侧胸腔积液患者接受结核病相关筛查的比例现场核查表

序号	患者登记号	姓名	患者诊断	胸腔积液或痰结核病病原学检查	胸腔积液ADA检查	结核病相关免疫学检查	是否接受结核病相关筛查
1							
2							
3							
4							
5							
6							
7							
8							
9							
10							

填表说明:

1)患者诊断:填本次住院出院诊断。

2)胸腔积液或痰结核病病原学检查、胸腔积液ADA检查以及结核病相关免疫学检查,应该在相应检查栏目填写"是"或"否"。

3)胸腔积液或痰结核病病原学检查:指胸腔积液或痰标本进行抗酸杆菌涂片、结核分枝杆菌培养、结核分枝杆菌核酸检测,患者接受一项或多项检查均填写"是"。

4)胸腔积液ADA检查:指胸腔积液腺苷脱氨酶检查,患者接受检查则填写"是",否则填写"否"。

5)结核病相关免疫学检查:指"结核菌素皮肤试验(包括结核菌素纯蛋白衍生物、重组结核杆菌融合蛋白两种试剂)""γ-干扰素释放试验"等免疫学检查,患者接受一项或多项检查均填写"是"。

6)患者完成任一项检查即视为进行了结核相关筛查,最后一栏填写"是",否则填写"否"。

(3)评价指标

1)指标定义:单侧胸腔积液住院患者接受结核病相关筛查的比例。

2)指标值:单侧胸腔积液住院患者接受结核病相关筛查比例应大于80%。

3)计算公式:单侧胸腔积液住院患者接受结核病相关筛查的比例 = 有结核病相关筛查患者数 / 抽查的单侧胸腔积液住院患者数 × 100%

指标 GH-3:肿瘤坏死因子-α(TNF-α)抑制剂治疗患者接受结核病相关筛查的比例

(1)核查方法

现场从医院风湿免疫、肿瘤等相关科室的 HIS 系统中,导出最近 10

例开始使用"TNF-α 抑制剂"的住院患者病案资料,核查结核病筛查相关信息。没有开通 HIS 系统的单位,查阅纸质病案。

（2）核查表格（表6-3-4）

表6-3-4 开始应用 TNF-α 抑制剂的患者治疗前接受结核病相关筛查的比例现场核查表

序号	患者登记号	患者诊断	胸部影像学检查	结核病病原学检查	结核病相关免疫学检查	是否接受结核病相关筛查
1						
2						
3						
4						
5						
6						
7						
8						
9						
10						

填表说明：

1）患者诊断：填本次出院诊断。

2）胸部影像学检查：指胸部 X 线检查、胸部 CT 检查,患者接受任一项或多项检查均填写"是"。

3）结核病病原学检查：指抗酸杆菌涂片、结核分枝杆菌培养、结核分枝杆菌核酸检测,患者接受一项或多项检查均填写"是"。

4）结核病相关免疫学检查：指"结核菌素皮肤试验""γ-干扰素释放试验""结核血清学检查",患者接受一项或多项检查均填写"是"。

5）患者最终诊断：填本次住院第一诊断。

6）患者完成任一项检查即视为进行了结核病相关筛查,最后一栏填写"是",否则填写"否"。

（3）评价指标

1）指标定义：TNF-α 抑制剂治疗患者接受结核病相关筛查的比例。

2）指标值：TNF-α 抑制剂治疗患者接受结核病相关筛查比例应大于80%。

3）计算公式：TNF-α 抑制剂治疗患者接受结核病相关筛查的比例 = 有结核病相关筛查患者数 / 抽查患者数 × 100%

指标 GH-4：肺结核患者诊断及时性

（1）核查方法

现场从医疗机构 HIS 系统导出最近住院期间诊断 10 例病原学阳性

肺结核患者的资料,核对患者诊断信息。没有开通 HIS 系统的单位,查阅纸质病案。

(2)核查表格(表 6-3-5)

表 6-3-5　病原学阳性肺结核患者就诊至确诊 ≤ 7 天的比例现场核查表

序号	登记号	姓名	就诊时间	确诊时间	就诊至确诊肺结核时间间隔是否 ≤ 7 天
1					
2					
3					
4					
5					
6					
7					
8					
9					
10					

填表说明:

1)确诊时间以第一份结核病病原学检查报告时间为准,填写格式为 ××××年××月××日。

2)就诊至确诊肺结核时间间隔是否 ≤ 7 天:≤ 7 天填"是",＞ 7 天填"否"。

(3)评价指标

1)指标定义:诊断治疗病原学阳性肺结核患者中诊断及时患者的比例。

2)指标值:以病原学阳性患者作为检查对象,诊断及时患者的比例应大于 85%。

3)计算公式:肺结核患者诊断及时率 = 就诊至确诊肺结核时间间隔 ≤ 7 天患者数 / 抽查患者数 × 100%

3. 结核病患者报告

指标 GH-5:肺结核患者和疑似肺结核患者报告和转诊相关指标

(1)核查方法

现场核查前,提前从"中国疾病预防控制信息系统—监测报告管理—病人管理"模块导出传染病报告数据,具体为在"患者追踪收治"模块查询导出被核查机构本年 1 月 1 日至本年导出日期间报告的所有确诊和疑似肺结核患者的传染病报告卡,包含姓名等隐私信息、诊断信息、追踪信息、备注信息等,包括已审核、未审核、已删除和已排除等所有卡片。

通过查阅"住院病案首页"和"门诊工作日志"选择 10 例核查期间被核查机构诊断的结核病患者。为保证信息的完整性,优先从"住院病案首页"中选取,不足的从"门诊工作日志"补充,选择患者时如可能还应考虑到充分覆盖不同种类的结核病患者(肺结核、疑似肺结核、结核性胸膜炎和耐药结核病)。将选择的 10 例患者基本信息抄录到表 6-3-6,并根据患者的基本信息,在提前导出的报告卡信息文件中,找到该患者的报告卡信息以及相应的转诊信息,并与定点医疗机构"初诊患者登记本"和接收的转诊单等记录进行核对,完成表 6-3-6。

(2)核查表格

表 6-3-6　肺结核患者和疑似肺结核患者报告、转诊情况

序号	诊断日期	诊断科室	资料来源	姓名	性别	年龄	现住址	原始诊断	报告卡编号	职业	单位	录入日期	转诊单开具日期	到位情况
	(1)	(2)	(3)	(4)	(5)	(6)	(7)	(8)	(9)	(10)	(11)	(12)	(13)	(14)
1														
2														
3														
4														
5														
6														
7														
8														
9														
10														

填表说明:

(1)~(8)列为该机构门诊、住院部、影像科和实验室等科室的诊疗记录,从"住院病案首页"和"门诊工作日志"或其他病案资料中抄录。

(9)~(12)列为传染病报告卡的报告信息,从提前导出报告卡文件中抄取。未与导出文件关联上的需要现场核实报告卡信息,并填写完整,未报告要在空白处注明未报告原因。

(13)列为转诊信息,现场与该医疗机构开具的患者转诊单记录进行匹配核查,并填写转诊单开具日期,未转诊注明原因。

(14)列为到位情况,现场经核实后,到位患者填写"初诊登记本"序号,未到位患者填写"未到位"。

（3）评价指标

指标 GH-5-1：肺结核和疑似肺结核患者报告率

指标 GH-5-2：肺结核和疑似肺结核患者报告及时率

指标 GH-5-3：肺结核和疑似肺结核患者转诊率

指标 GH-5-4：肺结核和疑似肺结核患者转诊到位率

1）指标定义：

● 肺结核和疑似肺结核患者报告率：是指进行网络报告的肺结核和疑似肺结核患者数占实查应报告患者数的比例。

● 肺结核和疑似肺结核患者报告及时率：是指报告及时（24 小时内）患者数占网络报告患者数的比例。

● 肺结核和疑似肺结核患者转诊率：是指开具转诊单的患者数占实查报告的患者数的比例。

● 肺结核和疑似肺结核患者转诊到位率：是指某一期间持医疗机构开具的转诊单到定点医疗机构就诊的肺结核患者和疑似肺结核患者数，占医疗机构转诊患者数的百分比。

2）指标值：

● 肺结核和疑似肺结核患者报告率应为 100%。

● 肺结核和疑似肺结核患者报告及时率应为 100%。

● 肺结核和疑似肺结核患者转诊率应为 100%。

● 肺结核和疑似肺结核患者转诊到位率应为 95%。

3）计算公式：

● 肺结核和疑似肺结核患者报告率 = 进行网络报告的肺结核和疑似肺结核患者数 / 实查应报告患者数 ×100%

● 肺结核和疑似肺结核患者报告及时率 = 报告及时（24 小时内）患者数 / 网络报告患者数 ×100%

● 肺结核和疑似肺结核患者转诊率 = 开具转诊单的患者数 / 实查报告的患者数 ×100%

● 肺结核和疑似肺结核患者转诊到位率 = 经转诊到定点医疗机构就诊的肺结核患者和疑似肺结核患者数 / 医疗机构转诊患者数 ×100%

（四）基层医疗卫生机构核查清单

基层医疗卫生机构在结核病防治工作中主要负责肺结核患者居家治疗期间的督导管理、转诊,追踪肺结核或者疑似肺结核患者及有可疑症状的密切接触者,对辖区内居民开展结核病防治知识宣传。具体核查内容、方法和评价指标如下。

1. 患者管理

指标 PH-1：患者规则服药率

（1）核查方法

导出本年度接受核查机构登记管理且完成治疗的患者病案(含耐药结核病患者,最多不超过 10 例)数据,不足 10 例的查看全部病例。现场查看"肺结核患者服药卡 / 利福平耐药患者服药卡"。

（2）核查表格（表 6-4-1）

表 6-4-1　患者规则服药情况

序号	患者登记号	姓名	诊断分类	登记分类	开始治疗日期	服药情况			备注
						应服药次数	实服药次数	是否规则服药	
1									
2									
3									
4									
5									
6									
7									
8									
9									
10									

填表说明：

服药情况填写"实服药次数"栏。疗程期间,实服药次数 / 应服药次数大于等于 90% 视为规则服药。

（3）评价指标

1）指标定义：患者规则服药率是指规则服药患者数占抽查患者人数的比例。

2）指标值：结核病患者规则服药率应达到 90%。

3）计算公式：患者规则服药率 = 规则服药患者数 / 抽查患者数 ×100%

指标 PH-2：患者规范管理率

（1）核查方法

导出本年度接受核查机构登记管理的患者病案（含耐药结核病患者，最多不超过 10 例）。现场查看患者病案、"肺结核患者服药卡""第一次入户随访记录表"，核对复查时间，了解现管理患者有无中断服药或复诊及时性。

（2）核查表格（表 6-4-2）

表 6-4-2　患者规范管理情况

| 序号 | 患者登记号 | 姓名 | 诊断分类 | 登记分类 | 第一次入户访视时间 | 开始治疗日期 | 管理方式 | 随访情况 | | 实际访视次数 | 是否规范管理 | 备注 |
								应随访次数	实随访次数			
1												
2												
3												
4												
5												
6												
7												
8												
9												
10												

填表说明：

1）管理方式：指医务人员督导、家庭成员督导服药、自服药、智能工具、其他。

2）随访情况：指患者到定点医疗机构接受结核病诊治。

3）访视：指社区管理人员探视患者。

4）规范管理：指辖区内确诊的患者中，具有第一次入户随访记录，同时在患者治疗期间每月至少有 1 次随访和相应的随访记录。

（3）评价指标

1）指标定义：患者规范管理率是指基层医疗卫生机构管理的肺结核患者数占抽查的肺结核患者数的比例。

2）指标值：结核病患者规范管理率应达到 90%。

3）计算公式：患者规范管理率＝规范管理患者数／抽查患者数 ×100%

2. 患者发现

指标 PH-3：老年人肺结核可疑症状筛查率

（1）核查方法

在基本公共卫生服务项目登记表卡或者基本公共卫生系统中，抽取参加本年度体检的 10 名老年人的体检表，核查肺结核可疑症状筛查的有关信息。

（2）核查表格（表 6-4-3）

表 6-4-3　老年人肺结核可疑症状筛查情况

序号	姓名	是否进行肺结核可疑症状筛查
1		
2		
3		
4		
5		
6		
7		
8		
9		
10		

填表说明：

1）肺结核可疑症状者为 2017 年《国家基本公共卫生服务规范（第三版）》中健康体检表里选择"7 慢性咳嗽""8 咳痰""25 其他（咯血、血痰）"者。

2）本指标的核查应在本年度老年人年度体检完成后进行。

（3）评价指标

1）指标定义：老年人肺结核可疑症状筛查率是指老年人在基本公共卫生项目年度体检中进行了肺结核可疑症状筛查的人数占抽查人数的比例。

2）指标值：老年人肺结核可疑症状筛查率应达到 95%。

3）计算公式：老年人肺结核可疑症状筛查率＝抽查老年人在基本公共卫生项目年度体检中进行了肺结核可疑症状筛查的人数／总抽查老年人数 ×100%

指标 PH-4 : 糖尿病患者肺结核可疑症状筛查率

（1）核查方法

在基本公共卫生服务项目登记表卡或者基本公共卫生系统中，抽取纳入社区管理的 10 例糖尿病患者上一季度随访表或相关随访记录。

（2）核查表格（表 6-4-4）

表 6-4-4　糖尿病患者肺结核可疑症状筛查情况

序号	姓名	是否进行肺结核可疑症状筛查
1		
2		
3		
4		
5		
6		
7		
8		
9		
10		

填表说明：

1）肺结核可疑症状者为 2017 年《国家基本公共卫生服务规范（第三版）》中健康体检表里选择"7 慢性咳嗽""8 咳痰""25 其他（咯血、血痰）"者。

2）本指标的核查应在本年度糖尿病季度体检完成后进行。

（3）评价指标

1）指标定义：糖尿病患者肺结核可疑症状筛查率是指糖尿病患者在基本公共卫生项目季度随访中进行了肺结核可疑症状筛查的人数占抽查人数的比例。

2）指标值：糖尿病患者肺结核可疑症状筛查率应达到 95%。

3）计算公式：糖尿病患者肺结核可疑症状筛查率 = 抽查糖尿病患者在基本公共卫生项目上季度随访中进行了肺结核可疑症状筛查的人数 / 总抽查糖尿病人数 ×100%。

指标 PH-5 : 结核病可疑症状者推介 / 转诊率

（1）核查方法

在基本公共卫生服务项目登记表卡、基本公共卫生系统或门诊日志中,抽取 10 例结核病可疑症状者记录,核查开具"双向转诊单"的数量。

(2)核查表格(表 6-4-5)

表 6-4-5　结核病可疑症状者推介 / 转诊率

序号	姓名	结核病可疑症状	是否开具"双向转诊单"
1			
2			
3			
4			
5			
6			
7			
8			
9			
10			

填表说明:

1)结核病可疑症状者为 2017 年《国家基本公共卫生服务规范(第三版)》中健康体检表里选择"7 慢性咳嗽""8 咳痰""25 其他(咯血、血痰)"者。

2)是否开具"双向转诊单"处无论纸质和电子的转诊单都填写"是",未开填写"否"。

(3)评价指标

1)指标定义:指基层医疗卫生机构推介结核病可疑症状者占抽查结核病可疑症状者和疑似肺结核患者数的比例。

2)指标值:结核病可疑症状者推介率应达到 95%。

3)计算公式:结核病可疑症状者推介率＝开具"双向转诊单"的结核病可疑症状者人数 / 抽查结核病可疑症状者人数 ×100%。

各机构现场核查指标和指标值汇总表见附件 1。

七、 核查结果的使用

各级各类结核病防治机构应该系统性开展结核病防治综合质量控制工作,有目的、有计划、有针对性地进行现场核查工作,每次核查后要认真整理并分析针对定点医疗机构、综合医疗机构和疾控机构以及基层医疗卫生机构等的现场核查数据,总结结核病防治中的成功经验,找准工作中的薄弱环节和缺口,从而有针对性地采取整改和提升措施,从而全面提升结核病防治工作质量。

各级各类结核病防治机构可根据核查清单提供的评分表,根据当地实际情况进行评分考核,也可将考核结果和评分情况进行通报,作为重大公共卫生服务项目以及基本公共卫生服务项目资金分配的参考依据;将考核结果纳入机构绩效考核内容,作为医疗机构登记评审、医保资金分配的参考依据。

现场核查结果参考评分表和打分表见附件 2 和附件 3。评分表以机构为单位,每个机构为 100 分,根据机构职责设置了一级指标,并对一级指标赋予权重。根据各机构具体的工作任务设置一级指标下的二级指标,并对二级指标不同指标值情况赋予分值。分值计算方法如下:

1. 一级指标分值 = 二级指标分值的和×所属一级指标权重
2. 机构得分 = 一级指标分值的和
3. 地区得分 = 各机构得分的平均分

八、 附件

附件 1　现场核查指标名称和目标值汇总表

编号	指标名称	核查机构	目标值
DH-1	肺结核和疑似肺结核患者报告和转诊相关指标		
DH-1-1	肺结核和疑似肺结核患者报告率	省级、地(市)级和县(区)级定点医疗机构	100%
DH-1-2	肺结核和疑似肺结核患者报告及时率	省级、地(市)级和县(区)级定点医疗机构	100%
DH-1-3	肺结核和疑似肺结核患者转诊率	省级、地(市)级和县(区)级定点医疗机构	100%
DH-2	转诊到位被排除患者诊断符合率	省级、地(市)级和县(区)级定点医疗机构	100%
DH-3	肺结核患者登记管理率	省级、地(市)级和县(区)级定点医疗机构	90%

编号	指标名称	核查机构	目标值
DH-4	肺结核患者接受结核病病原学相关检查率	省级、地(市)级和县(区)级定点医疗机构	95%
DH-5	病原学阳性患者利福平耐药筛查率		
DH-5-1	病原学阳性肺结核患者利福平耐药筛查率	省级、地(市)级和县(区)级定点医疗机构	90%
DH-5-2	耐药可疑者信息录入率	省级和地(市)级定点医疗机构	100%
DH-6	新登记结核病患者接受艾滋病病毒抗体检测的比例	省级、地(市)级和县(区)级定点医疗机构	85%
DH-7	利福平敏感/未知的肺结核患者接受标准方案治疗率	省级、地(市)级和县(区)级定点医疗机构	80%
DH-8	门诊抗结核治疗患者病原学随访检查率	省级、地(市)级和县(区)级定点医疗机构	95%
DH-9	肺结核患者治疗转归判断正确率	省级、地(市)级和县(区)级定点医疗机构	95%
DH-10	利福平耐药肺结核患者接受治疗率	省级和地(市)级定点医疗机构	60%
DH-11	利福平耐药肺结核患者初始治疗方案规范率	省级和地(市)级定点医疗机构	90%
DH-12	利福平耐药肺结核患者出院转诊率	省级和地(市)级定点医疗机构	95%
DH-13	医疗卫生机构结核感染控制组织管理开展率	省级、地(市)级和县(区)级定点医疗机构	100%
DH-14	门诊区域结核感染控制措施落实率	省级、地(市)级和县(区)级定点医疗机构	100%
DH-15	实验室结核感染控制措施落实率	省级、地(市)级和县(区)级定点医疗机构	100%
DH-16	病房结核感染控制措施落实率	省级、地(市)级和县(区)级定点医疗机构	100%
DH-17	实验室基本资质具备情况		
DH-17-1	生物安全二级实验室具备情况	省级、地(市)级和县(区)级定点医疗机构	具备
DH-17-2	临床基因扩增资质和人员具有的PCR资质	省级、地(市)级和县(区)级定点医疗机构	具备

编号	指标名称	核查机构	目标值
DH-18	实验室生物安全合格率	省级、地(市)级和县(区)级定点医疗机构	80%
DH-19	结核病实验室室间质评情况		
DH-19-1	结核病检测项目参加室间质评的比例	省级、地(市)级和县(区)级定点医疗机构	100%
DH-19-2	参加室间质评的结核病检测项目合格的比例	省级、地(市)级和县(区)级定点医疗机构	80%
DH-20	日常开展质量指标监测的比例	省级、地(市)级和县(区)级定点医疗机构	80%
DH-21	痰标本和涂片镜检相关指标		
DH-21-1	痰标本合格率	省级、地(市)级和县(区)级定点医疗机构	90%
DH-21-2	初诊患者痰涂片镜检阳性率	省级、地(市)级和县(区)级定点医疗机构	10%
DH-21-3	初诊患者涂片中低阳性级别结果比例	省级、地(市)级和县(区)级定点医疗机构	30%~50%
DH-21-4	随访患者痰涂片镜检阳性率	省级、地(市)级和县(区)级定点医疗机构	10%~15%
DH-21-5	痰涂片镜检实验室周转时间	省级、地(市)级和县(区)级定点医疗机构	24 小时
DH-22	结核分枝杆菌分离培养相关指标		
DH-22-1	初诊患者分枝杆菌分离培养阳性率	省级、地(市)级和县(区)级定点医疗机构	20%~30%
DH-22-2	初诊患者结核分枝杆菌分离培养阳性率	省级、地(市)级和县(区)级定点医疗机构	参考各实验室基线值
DH-22-3	痰涂片镜检阳性标本培养阳性率	省级、地(市)级和县(区)级定点医疗机构	90%
DH-22-4	分离培养污染率	省级、地(市)级和县(区)级定点医疗机构	2%~5%(固);8%~10%(液)
DH-22-5	痰标本分离培养实验室周转时间	省级、地(市)级和县(区)级定点医疗机构	涂阳:3 周(固),8~10 天(液);涂阴:4~8 周(固),2~6 周(液)

编号	指标名称	核查机构	目标值
DH-23	表型药敏试验相关指标		
DH-23-1	表型药敏试验 MDR/RR-TB 检出率	省级、地(市)级和县(区)级定点医疗机构	参考各实验室基线值
DH-23-2	因污染而缺失药敏试验结果率	省级、地(市)级和县(区)级定点医疗机构	低于 3%
DH-23-3	因对照培养基菌落生长不足或未生长而缺失药敏结果率	省级、地(市)级和县(区)级定点医疗机构	低于 3%
DH-23-4	表型药敏试验实验室周转时间	省级和地(市)级定点医疗机构	4 周(固),2 周(液)
DH-24	结核分枝杆菌核酸检测相关指标		
DH-24-1	结核分枝杆菌核酸检测阳性率	省级、地(市)级和县(区)级定点医疗机构	参考各实验室基线值
DH-24-2	多色半巢式实时荧光定量 PCR 检测发生错误率、无结果率和无效率		
DH-24-2-1	多色半巢式实时荧光定量 PCR 检测发生错误率	省级、地(市)级和县(区)级定点医疗机构	低于 3%
DH-24-2-2	多色半巢式实时荧光定量 PCR 检测发生无结果率	省级、地(市)级和县(区)级定点医疗机构	低于 1%
DH-24-2-3	多色半巢式实时荧光定量 PCR 检测发生无效率	省级、地(市)级和县(区)级定点医疗机构	低于 1%
DH-24-3	结核分枝杆菌核酸检测实验室周转时间	省级、地(市)级和县(区)级定点医疗机构	24~48 小时
DH-25	结核分枝杆菌耐药基因检测相关指标		
DH-25-1	结核分枝杆菌耐药基因检测 MR/RR-TB 检出率	省级、地(市)级和县(区)级定点医疗机构	参考各实验室基线值
DH-25-2	结核分枝杆菌耐药基因检测实验室周转时间	省级和地(市)级定点医疗机构	24~48 小时
C-1	患者追踪情况		
C-1-1	患者追踪率	疾病预防控制机构	100%
C-1-2	追踪到位率	疾病预防控制机构	90%
C-2	病原学阳性肺结核患者密切接触者症状筛查率	疾病预防控制机构	95%

续表

编号	指标名称	核查机构	目标值
C-3	学校密切接触者规范筛查率	疾病预防控制机构	95%
C-4	肺结核患者学生密切接触者预防性服药率	疾病预防控制机构	80%
C-5	HIV 感染者 /AIDS 患者预防性服药率	疾病预防控制机构	80%
C-6	5 岁以下儿童密切接触者预防性服药率	疾病预防控制机构	80%
C-7	学校肺结核单病例预警响应信息准确率	疾病预防控制机构	100%
GH-1	咯血住院患者接受结核病相关筛查的比例	综合医疗机构	80%
GH-2	单侧胸腔积液住院患者接受结核病相关筛查的比例	综合医疗机构	80%
GH-3	肿瘤坏死因子 - α（TNF- α）抑制剂治疗患者接受结核病相关筛查的比例	综合医疗机构	80%
GH-4	肺结核患者诊断及时性	综合医疗机构	85%
GH-5	肺结核患者和疑似肺结核患者报告和转诊相关指标		
GH-5-1	肺结核和疑似肺结核患者报告率	综合医疗机构	100%
GH-5-2	肺结核和疑似肺结核患者报告及时率	综合医疗机构	100%
GH-5-3	肺结核和疑似肺结核患者转诊率	综合医疗机构	100%
GH-5-4	肺结核和疑似肺结核患者转诊到位率	综合医疗机构	95%
PH-1	患者规则服药率	基层医疗卫生机构	90%
PH-2	患者规范管理率	基层医疗卫生机构	90%
PH-3	老年人肺结核可疑症状筛查率	基层医疗卫生机构	95%
PH-4	糖尿病患者肺结核可疑症状筛查率	基层医疗卫生机构	95%
PH-5	结核病可疑症状者推介 / 转诊率	基层医疗卫生机构	95%

附件2　现场核查结果参考评分标准

附件 2.1　县区级定点医疗机构评分标准

一级指标	权重	二级指标	指标编号	目标值	分值	评分标准
A 肺结核和疑似肺结核报告转诊	20%	肺结核和疑似肺结核患者报告率	DH-1-1	100%	30	100%=30 分、80%~100%=24 分、60%~80%=18 分、<60%=12 分
		肺结核和疑似肺结核患者报告及时率	DH-1-2	100%	20	100%=20 分、80%~100%=16 分、60%~80%=12 分、<60%=8 分
		肺结核和疑似肺结核患者转诊率	DH-1-3	100%	30	100%=30 分、80%~100%=24 分、60%~80%=18 分、<60%=12 分
		转诊到位被排除患者诊断符合率	DH-2	100%	20	100%=20 分、80%~100%=16 分、60%~80%=12 分、<60%=8 分
B 结核病诊断	20%	肺结核患者接受结核病病原学相关检查率	DH-4	95%	40	≥ 95%=40 分、80%~95%=30 分、60%~80%=20 分、<60%=10 分
		病原学阳性肺结核患者利福平耐药筛查率	DH-5-1	90%	40	≥ 90%=40 分、75%~90%=30 分、60%~75%=20 分、<60%=10 分
		新登记结核病患者接受艾滋病病毒抗体检测的比例	DH-6	85%	20	≥ 85%=20 分、70%~85%= 16 分、60%~70%=12 分、<60%=8 分
C 肺结核治疗管理	20%	肺结核患者登记管理率	DH-3	90%	20	≥ 90%=20 分、75%~90%=16 分、60%~75%=12 分、<60%=8 分
		利福平敏感/未知的肺结核患者接受标准方案治疗率	DH-7	80%	30	≥ 80%=30 分、70%~80%=24 分、60%~70%=18 分、<60%=12 分
		门诊抗结核治疗患者病原学随访检查率	DH-8	95%	30	≥ 95%=30 分、80%~95%=24 分、60%~80%=18 分、<60%=12 分
		肺结核患者治疗转归判断正确率	DH-9	95%	20	≥ 95%=20 分、80%~95%=16 分、60%~80%=12 分、<60%=8 分

续表

一级指标	权重	二级指标	指标编号	目标值	分值	评分标准
D 感染控制	20%	医疗卫生机构结核感染控制组织管理开展率	DH-13	100%	25	100%=25 分、80%~100%=20 分、60%~80%=15 分、<60%=10 分
		门诊区域结核感染控制措施落实率	DH-14	100%	25	100%=25 分、80%~100%=20 分、60%~80%=15 分、<60%=10 分
		实验室结核感染控制措施落实率	DH-15	100%	25	100%=25 分、80%~100%=20 分、60%~80%=15 分、<60%=10 分
		病房结核感染控制措施落实率	DH-16	100%	25	100%=25 分、80%~100%=20 分、60%~80%=15 分、<60%=10 分
E 实验室	20%	生物安全二级实验室具备情况	DH-17-1	具备	20	"是"=20 分,"否"=0 分
		临床基因扩增资质和人员具有的 PCR 资质	DH-17-2	具备	20	"是"=20 分,"否"=0 分
		结核病检测项目参加室间质评的比例	DH-19-1	100%	15	100%=10 分、80%~100%=8 分、60%~80%=6 分、<60%=4 分
		参加室间质评的结核病检测项目合格的比例	DH-19-2	80%	15	≥ 80%=10 分、70%~80%=8 分、60%~70%=6 分、<60%=4 分
		痰标本合格率	DH-21-1	90%	10	≥ 90%=10 分、75%~90%=8 分、60%~75%=6 分、≤ 60%=4 分
		痰涂片镜检实验室周转时间	DH-21-5	24 小时	10	90%~100% 标本 ≤ 24 小时 =10 分、80%~90% 标本 ≤ 24 小时 =8 分,低于 80% 标本 ≤ 24 小时 =6 分
		结核分枝杆菌核酸检测实验室周转时间	DH-24-3	24~48 小时	10	90%~100% 标本 ≤ 48 小时 =10 分、80%~90% 标本 ≤ 48 小时 =8 分,低于 80% 标本 ≤ 48 小时 =6 分

附件 2.2　省级、地市级定点医疗机构评分标准

一级指标	权重	二级指标	指标编号	目标值	分值	评分标准
A 肺结核和疑似肺结核报告转诊	15%	肺结核和疑似肺结核患者报告率	DH-1-1	100%	30	100%=30 分、80%~100%=24 分、60%~80%=18 分、<60%=12 分
		肺结核和疑似肺结核患者报告及时率	DH-1-2	100%	20	100%=20 分、80%~100%=16 分、60%~80%=12 分、<60%=8 分
		肺结核和疑似肺结核患者转诊率	DH-1-3	100%	30	100%=30 分、80%~100%=24 分、60%~80%=18 分、<60%=12 分
		转诊到位被排除患者诊断符合率	DH-2	100%	20	100%=20 分、80%~100%=16 分、60%~80%=12 分、<60%=8 分
B 结核病诊断	20%	肺结核患者接受结核病病原学相关检查率	DH-4	95%	40	≥95%=40 分、80%~95%=30 分、60%~80%=20 分、<60%=10 分
		病原学阳性肺结核患者利福平耐药筛查率	DH-5-1	90%	40	≥90%=40 分、75%~90%=30 分、60%~75%=20 分、<60%=10 分
		新登记结核病患者接受艾滋病病毒抗体检测的比例	DH-6	85%	20	≥85%=20 分、70%~85%=16 分、60%~70%=12 分、<60%=8 分
C 肺结核治疗管理	30%	耐药可疑者信息录入率	DH-5-2	100%	10	100%=10 分、80%~100%=8 分、60%~80%=6 分、<60%=4 分
		肺结核患者登记管理率	DH-3	90%	10	≥90%=10 分、75%~90%=8 分、60%~75%=6 分、<60%=4 分
		利福平敏感/未知的肺结核患者接受标准方案治疗率	DH-7	80%	20	≥80%=20 分、70%~80%=16 分、60%~70%=12 分、<60%=8 分
		门诊抗结核治疗患者病原学随访检查率	DH-8	95%	10	≥95%=10 分、80%~95%=8 分、60%~80%=6 分、<60%=4 分
		肺结核患者治疗转归判断正确率	DH-9	95%	10	≥95%=10 分、80%~95%=8 分、60%~80%=6 分、<60%=4 分
		利福平耐药肺结核患者接受治疗率	DH-10	60%	10	≥60%=10 分、50%~60%=8 分、40%~50%=6 分、<40%=4 分

一级指标	权重	二级指标	指标编号	目标值	分值	评分标准
C 肺结核治疗管理		利福平耐药肺结核患者初始治疗方案规范率	DH-11	90%	20	≥ 90%=20 分、75%~90%=16 分、60%~75%=12 分、<60%= 8 分
		利福平耐药肺结核患者出院转诊率	DH-12	95%	10	≥ 95%=10 分、80%~95%=8 分、60%~80%=6 分、<60%=4 分
D 感染控制	15%	医疗卫生机构结核感染控制组织管理开展率	DH-13	100%	25	100%=25 分、80%~100%=20 分、60%~80%=15 分、<60%= 10 分
		门诊区域结核感染控制措施落实率	DH-14	100%	25	100%=25 分、80%~100%=20 分、60%~80%=15 分、<60%= 10 分
		实验室结核感染控制措施落实率	DH-15	100%	25	100%=25 分、80%~100%=20 分、60%~80%=15 分、<60%= 10 分
		病房结核感染控制措施落实率	DH-16	100%	25	100%=25 分、80%~100%=20 分、60%~80%=15 分、<60%= 10 分
E 实验室	20%	生物安全二级实验室具备情况	DH-17-1	具备	15	"是"=10 分，"否"=0 分
		临床基因扩增资质和人员具有的 PCR 资质	DH-17-2	具备	15	"是"=10 分，"否"=0 分
		结核病检测项目参加室间质评的比例	DH-19-1	100%	15	100%=10 分、80%~100%=8 分、60%~80%=6 分、<60%= 4 分
		参加室间质评的结核病检测项目合格的比例	DH-19-2	80%	15	≥ 80%=10 分、70%~80%=8 分、60%~70%=6 分、<60%= 4 分
		痰标本合格率	DH-21-1	90%	10	≥ 90%=10 分、75%~90%=8 分、60%~75%=6 分、<60%=4 分
		痰涂片镜检实验室周转时间	DH-21-5	24 小时	10	90%~100% 标本 ≤ 24 小时 = 10 分、80%~90% 标本 ≤ 24 小时 =8 分，低于 80% 标本 ≤ 24 小时 =6 分

续表

一级指标	权重	二级指标	指标编号	目标值	分值	评分标准
E 实验室		结核分枝杆菌核酸检测实验室周转时间	DH-24-3	24~48小时	10	90%~100% 标本 ≤ 48 小时 = 10 分、80%~90% 标本 ≤ 48 小时 =8 分, 低于 80% 标本 ≤ 48 小时 =6 分
		结核分枝杆菌耐药基因检测实验室周转时间	DH-25-2	24~48小时	10	90%~100% 标本 ≤ 48 小时 = 10 分、80%~90% 标本 ≤ 48 小时 =8 分, 低于 80% 标本 ≤ 48 小时 =6 分

附件 2.3   疾病预防控制机构评分标准

一级指标	权重	二级指标	指标编号	目标值	分值	评分标准
F 患者追踪	30%	患者追踪率	C-1-1	100%	50	100%=50 分、80%~100%=40 分、60%~80%=30 分、<60%=20 分
		追踪到位率	C-1-2	90%	50	≥ 90%=50 分、75%~90%=40 分、60%~75%=30 分、<60%=20 分
G 主动发现	30%	病原学阳性肺结核患者密切接触者症状筛查率	C-2	95%	50	≥ 95%=50 分、80%~95%=40 分、60%~80%=30 分、<60%=20 分
		学校密切接触者规范筛查率	C-3	95%	50	≥ 95%=50 分、80%~95%=40 分、60%~80%=30 分、<60%=20 分
H 预防性治疗	10%	肺结核患者学生密切接触者预防性服药率	C-4	80%	40	≥ 80%=40 分、70%~80%=30 分、60%~70%=20 分、<60%=10 分
		HIV 感染者 / AIDS 患者预防性服药率	C-5	80%	30	≥ 80%=30 分、70%~80%=24 分、60%~70%=18 分、<60%=12 分
		5 岁以下儿童密切接触者预防性服药率	C-6	80%	30	≥ 80%=30 分、70%~80%=24 分、60%~70%=18 分、<60%=12 分

续表

一级指标	权重	二级指标	指标编号	目标值	分值	评分标准
I 治疗管理	10%	患者规则服药率	PH-1	90%	50	≥ 90%=50 分、75%~90%=40 分、60%~75%=30 分、<60%= 20 分
		患者规范管理率	PH-2	90%	50	≥ 90%=50 分、75%~90%=40 分、60%~75%=30 分、<60%= 20 分
J 实验室	10%	结核病检测项目参加室间测评的比例	DH-19-1	100%	50	100%=50 分、80%~100%=40 分、60%~80%=30 分、<60%= 20 分
		参加室间质评的结核病检测项目合格的比例	DH-19-2	80%	50	≥ 80%=50 分、70%~80%=40 分、60%~70%=30 分、<60%= 20 分
K 学校肺结核单病例预警	10%	学校肺结核单病例预警响应信息准确率	C-7	100%	100	100%=100 分、80%~100%=80 分、60%~80%=60 分、<60%= 40 分

附件 2.4 综合医疗机构评分标准

一级指标	权重	二级指标	指标编号	目标值	分值	评分标准
L 结核病诊断	40%	咯血住院患者接受结核病相关筛查的比例	GH-1	80%	20	≥ 80%=20 分、70%~80%=16 分、60%~70%=12 分、<60%=8 分
		单侧胸腔积液住院患者接受结核病相关筛查的比例	GH-2	80%	20	≥ 80%=20 分、70%~80%=16 分、60%~70%=12 分、<60%=8 分
		肿瘤坏死因子-α（TNF-α）抑制剂治疗患者接受结核病相关筛查的比例	GH-3	80%	20	≥ 80%=20 分、70%~80%=16 分、60%~70%=12 分、<60%=8 分
		肺结核患者诊断及时性	GH-4	85%	40	≥ 85%=40 分、70%~85%=30 分、60%~70%=20 分、<60%=10 分

续表

一级指标	权重	二级指标	指标编号	目标值	分值	评分标准
M 肺结核和疑似肺结核患者报告	30%	肺结核和疑似肺结核患者报告率	GH-5-1	100%	50	100%=50 分、80%~100%=40 分、60%~80%=30 分、<60%=20 分
		肺结核和疑似肺结核患者报告及时率	GH-5-2	100%	50	100%=50 分、80%~100%=40 分、60%~80%=30 分、<60%=20 分
N 肺结核和疑似肺结核报告转诊	30%	肺结核和疑似肺结核患者转诊率	GH-5-3	100%	50	100%=50 分、80%~100%=40 分、60%~80%=30 分、<60%=20 分
		肺结核和疑似肺结核患者转诊到位率	GH-5-4	95%	50	≥95%=50 分、80%~95%=40 分、60%~80%=30 分、<60%=20 分

附件 2.5 基层医疗卫生机构评分标准

一级指标	权重	二级指标	指标编号	目标值	分值	评分标准
O 治疗管理	50%	患者规则服药率	PH-1	90%	50	≥90%=50 分、75%~90%=40 分、60%~75%=30 分、<60%=20 分
		患者规范管理率	PH-2	90%	50	≥90%=50 分、75%~90%=40 分、60%~75%=30 分、<60%=20 分
P 患者发现	50%	病原学阳性肺结核患者密切接触者症状筛查率	C-2	95%	30	≥95%=30 分、80%~95%=24 分、60%~80%=18 分、<60%=12 分
		老年人肺结核可疑症状筛查率	PH-3	95%	20	≥95%=20 分、80%~95%=16 分、60%~80%=12 分、<60%=8 分
		糖尿病患者肺结核可疑症状筛查率	PH-4	95%	20	≥95%=20 分、80%~95%=16 分、60%~80%=12 分、<60%=8 分
		结核病可疑症状者推介/转诊率	PH-5	95%	30	≥95%=30 分、80%~95%=24 分、60%~80%=18 分、<60%=12 分

附件 3　现场核查结果参考打分表

附件 3.1　县区级定点医疗机构打分表

一级指标	二级指标	指标编号	目标值	实际值	得分
A 肺结核和疑似肺结核报告转诊	肺结核和疑似肺结核患者报告率	DH-1-1	100%		
	肺结核和疑似肺结核患者报告及时率	DH-1-2	100%		
	肺结核和疑似肺结核患者转诊率	DH-1-3	100%		
	转诊到位被排除患者诊断符合率	DH-2	100%		
B 结核病诊断	肺结核患者接受结核病病原学相关检查率	DH-4	95%		
	病原学阳性肺结核患者利福平耐药筛查率	DH-5-1	90%		
	新登记结核病患者接受艾滋病病毒抗体检测的比例	DH-6	85%		
C 肺结核治疗管理	肺结核患者登记管理率	DH-3	90%		
	利福平敏感 / 未知的肺结核患者接受标准方案治疗率	DH-7	80%		
	门诊抗结核治疗患者病原学随访检查率	DH-8	95%		
	肺结核患者治疗转归判断正确率	DH-9	95%		
D 感染控制	医疗卫生机构结核感染控制组织管理开展率	DH-13	100%		
	门诊区域结核感染控制措施落实率	DH-14	100%		
	实验室结核感染控制措施落实率	DH-15	100%		
	病房结核感染控制措施落实率	DH-16	100%		
E 实验室	生物安全二级实验室具备情况	DH-17-1	具备		
	临床基因扩增资质和人员具有的 PCR 资质	DH-17-2	具备		
	结核病检测项目参加室间质评的比例	DH-19-1	100%		
	参加室间质评的结核病检测项目合格的比例	DH-19-2	80%		
	痰标本合格率	DH-21-1	90%		
	痰涂片镜检实验室周转时间	DH-21-5	24 小时		
	结核分枝杆菌核酸检测实验室周转时间	DH-24-3	24~48 小时		
合计得分					

附件 3.2 省级、地市级定点医疗机构打分表

一级指标	二级指标	指标编号	目标值	实际值	得分
A 肺结核和疑似肺结核报告转诊	肺结核和疑似肺结核患者报告率	DH-1-1	100%		
	肺结核和疑似肺结核患者报告及时率	DH-1-2	100%		
	肺结核和疑似肺结核患者转诊率	DH-1-3	100%		
	转诊到位被排除患者诊断符合率	DH-2	100%		
B 结核病诊断	肺结核患者接受结核病病原学相关检查率	DH-4	95%		
	病原学阳性肺结核患者利福平耐药筛查率	DH-5-1	90%		
	新登记结核病患者接受艾滋病病毒抗体检测的比例	DH-6	85%		
C 肺结核治疗管理	耐药可疑者信息录入率	DH-5-2	100%		
	肺结核患者登记管理率	DH-3	90%		
	利福平敏感/未知的肺结核患者接受标准方案治疗率	DH-7	80%		
	门诊抗结核治疗患者病原学随访检查率	DH-8	95%		
	肺结核患者治疗转归判断正确率	DH-9	95%		
	利福平耐药肺结核患者接受治疗率	DH-10	60%		
	利福平耐药肺结核患者初始治疗方案规范率	DH-11	90%		
	利福平耐药肺结核患者出院转诊率	DH-12	95%		
D 感染控制	医疗卫生机构结核感染控制组织管理开展率	DH-13	100%		
	门诊区域结核感染控制措施落实率	DH-14	100%		
	实验室结核感染控制措施落实率	DH-15	100%		
	病房结核感染控制措施落实率	DH-16	100%		
E 实验室	生物安全二级实验室具备情况	DH-17-1	具备		
	临床基因扩增资质和人员具有的 PCR 资质	DH-17-2	具备		
	结核病检测项目参加室间质评的比例	DH-19-1	100%		
	参加室间质评的结核病检测项目合格的比例	DH-19-2	80%		
	痰标本合格率	DH-21-1	90%		
	痰涂片镜检实验室周转时间	DH-21-5	24 小时		
	结核分枝杆菌核酸检测实验室周转时间	DH-24-3	24~48 小时		
	结核分枝杆菌耐药基因检测实验室周转时间	DH-25-2	24~48 小时		
合计得分					

附件 3.3　疾病预防控制机构打分表

一级指标	二级指标	指标编号	目标值	实际值	得分
F 患者追踪	患者追踪率	C-1-1	100%		
	追踪到位率	C-1-2	90%		
G 主动发现	病原学阳性肺结核患者密切接触者症状筛查率	C-2	95%		
	学校密切接触者规范筛查率	C-3	95%		
H 预防性治疗	肺结核患者学生密切接触者预防性服药率	C-4	80%		
	HIV 感染者/AIDS 患者预防性服药率	C-5	80%		
	5 岁以下儿童密切接触者预防性服药率	C-6	80%		
I 治疗管理	患者规则服药率	PH-1	90%		
	患者规范管理率	PH-2	90%		
J 实验室	结核病检测项目参加室间测评的比例	DH-19-1	100%		
	参加室间质评的结核病检测项目合格的比例	DH-19-2	80%		
K 学校肺结核单病例预警	学校肺结核单病例预警响应信息准确率	C7	100%		
合计得分					

附件 3.4　综合医疗机构打分表

一级指标	二级指标	指标编号	目标值	实际值	得分
L 结核病诊断	咯血住院患者接受结核病相关筛查的比例	GH-1	80%		
	单侧胸腔积液住院患者接受结核病相关筛查的比例	GH-2	80%		
	肿瘤坏死因子-α（TNF-α）抑制剂治疗患者接受结核病相关筛查的比例	GH-3	80%		
	肺结核患者诊断及时性	GH-4	85%		

续表

一级指标	二级指标	指标编号	目标值	实际值	得分
M 肺结核和疑似肺结核患者报告	肺结核和疑似肺结核患者报告率	GH-5-1	100%		
	肺结核和疑似肺结核患者报告及时率	GH-5-2	100%		
N 肺结核和疑似肺结核报告转诊	肺结核和疑似肺结核患者转诊率	GH-5-3	100%		
	肺结核和疑似肺结核患者转诊到位率	GH-5-4	95%		
合计得分					

附件 3.5　基层医疗卫生机构打分表

一级指标	二级指标	指标编号	目标值	实际值	得分
O 治疗管理	患者规则服药率	PH-1	90%		
	患者规范管理率	PH-2	90%		
P 患者发现	病原学阳性肺结核患者密切接触者症状筛查率	C-2	95%		
	老年人肺结核可疑症状筛查率	PH-3	95%		
	糖尿病患者肺结核可疑症状筛查率	PH-4	95%		
	结核病可疑症状者推介 / 转诊率	PH-5	95%		
合计得分					

52检